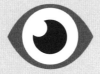

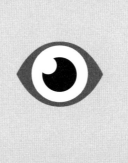

全方位介紹眼睛疾病與營養治療的指南

眼睛保健聖經

傑弗瑞‧安歇爾 Jeffrey Anshel———著

郭珍琪———譯

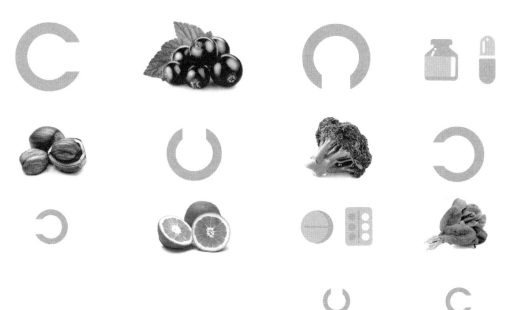

What you must know about Food and Supplements
For Optimal Vision Care

晨星出版

特別感謝

　　相信大家都認同單靠個人的力量無法確實寫出內容廣泛的著作，所以在寫這本書的過程中，我很榮幸與一些才智兼備、敬業和有趣的人一起合作。每次的校對和審查過程，他們都慷慨地提供許多援助。在此我要特別感謝 Biosyntrx 公司的首席研究員兼總裁艾倫·特洛伊（Ellen Troyer），一直以來她都扮演著我的營養學導師，並從百忙中抽空審查本書關於營養和視力的部分。

　　感謝自然眼科（Natural Ophthalmics）布萊恩·班克斯（Brian Banks）對我的信心，協助審查關於順勢療法的部分；感謝全國糖尿病權威和專家保羅·卓斯（A. Paul Chous）博士大方無私地支持我，提供相關糖尿病的資訊；萬分感謝我的好友斯圖爾特·瑞奇（Stuart Richer）博士，一直以來熱衷支持我在教育醫生關於營養方面的使命。斯圖爾特總是不斷激勵我去超越自己的極限，跳脫思考的框架，他深信這本書不可獲缺；我還要感謝眼科營養學會（Ocular Nutrition Society）的成員，他們熱切渴望瞭解更多關於視力疾病的營養保健方法。

　　這本書代表一些樂於助人的專家們共同的努力，他們的承諾和知識需要被更有效的傳遞，在此我再次感謝他們的貢獻。

　　當然，我也要感謝我的朋友和家人，他們不斷支持我去追求個人和專業上的理想。

從營養學到順勢醫學，
眼睛的保健事典

　　很榮幸能受邀為此本書寫序文。

　　我自小起即在巴黎接受法國完整的教育，之後完成醫學院培訓獲得法國國家醫學博士學位。也許是因為這樣的背景，所以回國後，不論在中國醫藥學院中醫研究所擔任客座副教授或在各醫院門診看診時，一直在推動以病人為中心的全方位醫療品質，並整合西醫、中醫、順勢療法、物理性治療、針灸以及食療等，讓心臟血管及慢性新陳代謝異常的病人於接受治療時，能同時得到自然醫學和保健新知，如飲食，運動及生活習慣、睡眠品質、排泄等，藉以調理他們的體質。經過逐步的探索與研究，又藉由法國順勢醫學的法則，結合了能量醫學和功能性醫學的知識，我感覺有開創出一條獨特的醫學道路，即是以建立「源於科學，基於證據，忠于療效」為行醫哲學，以「減輕病痛、縮短療程」為主要考量。所以持有全人照顧和整合性治療觀念的醫師，可以盡全力發揮其醫術和醫德讓病人得以痊癒，繼而保持此後的身體強健與身心開朗，享受更好的生活與生命，這才是醫療的真正目的。

　　閱讀完這本《眼睛保健聖經》，發現真的可以稱得上是「聖經」，確實是一本眼睛保健寶典！所有影響視力的眼睛疾病都有所介紹，並附加各種保健方式與配方；從營養學到順勢醫學，都屬自然醫學治療，而且介紹得都很詳細。眼科醫學博士傑弗瑞·安歇爾，已出版數本有關眼睛保健的書籍，而這一本更屬精華，因提供了有效維護視力的食物和補充品，因此內容更為完整。本書中列出整合各保健療法的處方，其中又處處可看到順勢療法的製劑及其用途與服用頻率，由此也看出作者對順勢療法的重視。

　　順勢療法（Homeopathy）是西方自然療法中最古老的一種方法。早在古希臘 Hippocrates 行醫時就有所記載！順勢療法名稱源自於希臘字 Homoios（相似的）與 pathos（病態）。它是一種「以同治同」為唯一法則的療法，將個人視為一個整體來治療，而非僅針對疾病或症狀本身。因此，即使是患有同樣疾病的人，因其體質和身體對病症反應的不同，可能會需要用不同的順勢製劑來醫治。順勢療法藥物會刺激並誘導身體本身的自然療癒力量，由適當反應達到平衡，藉此達到康復的效果。傳統西方醫學相信症狀是由疾病引起的，而順勢療法則視症狀為身體對抗疾病的自然反應，因此希望能加以刺激而非壓制。高度稀釋的順勢製劑不僅能夠增強治癒力量，還可以避免西藥產生的不良副作用，也因此順勢療法在治療及預防醫學方面都佔有重要的地位。由於使用的順勢製劑都經過高度稀釋，因而已不含足以危害人體的化學劑量，故稱之為順勢製劑，而非藥物。

　　使用《眼睛保健聖經》時，讀者必須瞭解為何同樣眼睛痛而

會有不同順勢製劑的處方，到底選擇哪一個，還需要去認識各種不同製劑所誘導的反應。選得愈精準，效果愈迅速，也愈少副作用，在此期待此譯本將是讀者的臨床好工具。

苑芝珊副教授
法國國家醫學博士、法國國家功勳騎士勳章
內科、家醫科、順勢醫師
中山紀念醫院、立法院醫務室　心血管內科特約醫師
苑芝珊診所院長
台灣順勢醫學會榮譽理事長
法國順勢醫學教育推廣學院（CEDH）台灣講師
中華民國能量醫學會監事

【推薦序】
開啟醫療的另一扇窗

「這個病跟著我好多年了，一直都依靠西藥控制症狀，我常常想問，是不是有什麼其他的醫藥方式，可以更進一步改善我身體的問題呢？」

大約是在十五年前，我坐在診療室裡，聽見了患者內心的期盼。

多年來，陸續接觸學習了中草藥、自然醫學、順勢療法，深感現代人的許多沉痾痼疾，往往在西醫診斷與藥物控制之外，也需要其他有效醫療的介入整合。

人，是為一個整體，也因此，雖然診療時患者往往因為某一種單一的主訴不適來就診，但是如果仔細詢問，會發覺許多症狀是彼此相關的，例如：一位長期皮膚過敏的人，內在潛藏的病因也許跟日積月累的壓力有關。

是以，在這個時代，醫療應進入整合的階段，西醫、中草藥、營養醫學以及順勢療法，這許多有效的療癒方式需要以合作的型態，給予每一位因病苦折磨的人客製化的精準醫療，達成全人調理，而非僅僅是局部治療或症狀抑制。

欣見本書的出版，雖然原文書名著重在視力的保健維護，但

仔細閱讀後發現，還可以讓大眾明瞭常見的營養素有哪些，而且除了針對眼部保養，書中對於個別營養素的作用，也都有相當實用的介紹說明，得以窺知各營養素在人體作用的機制。

難得的是，除了營養素、草藥之外，於歐洲已發展推行兩百餘年的順勢療法，也能透過閱讀本書而有初步的理解。對於普羅大眾而言，乍聽到順勢療法時，往往難以了解或摸不著頭緒，而書中對於順勢療法有基本的介紹，並且在眼部保健上還給予了相關順勢療方建議，值得大眾一再閱讀，漸進地了解這一珍貴有用的歐洲傳統醫療方式。

本書還有一項非常值得推薦之處，便是在第三部分營養療法中，談及各種藥物與營養素的交互作用，由於近幾年來，大眾對於健康層次的追尋提升了甚多，常會聽到家人、朋友或是患者說，平時有服用營養補充品或保健食品的習慣，但同時可能也在服用西藥，而營養品與藥物，的確可能出現交互反應，藉由本書，讓大眾對於這方面的知識資訊，將能有更進一步的認識。

綜觀全書，透過眼部各種疾病的調養，將自然營養素、藥草與順勢療方整合在一起，並且透過西醫對於疾病診斷的說明，讓讀者亦能明瞭西醫治療的方式，實為一本全方位的眼睛視力保健之整合醫學指南，書中所提之營養素、藥草與順勢製劑，除了眼部之外，其實亦能廣泛運用在人體各種疾病上，為什麼呢？因為營養醫學、草藥、順勢療法，均是以全人為出發點，所給予的療癒方式，並不侷限在單一疾病上。

時至今日，當世人受到愈來愈多慢性疑難雜病的困擾時，

透過本書，帶給大眾眼睛保養的觀念之外，更將整合各種有效之自然醫療方式的養生理念，傳遞給民眾們，讓民眾明瞭於西醫之外，更有許多有效療法值得一探，如此，實為甚幸。

蔡幸文醫師
台北立光診所院長
台灣順勢醫學會榮譽理事長

新時代醫療觀念——整體療法

　　一九七五年從驗光學校畢業在美國海軍實習二年後，我在加州索拉納海灘一間整體療法診所開始執業。整體療法的理念是一種新時代的概念，意指應用身心靈的治療法。這個診所有各種醫師，包括針灸師、整脊師、營養師、理療師、按摩治療師和順勢療法，這些醫師都會將營養作為治療的一部分。我對整體驗光學的理念是建立在提供視力治療的基礎上，不僅協助孩子改善閱讀和學習問題，同時還要教育他們增強視力的基本技巧。我想把學到的一切納入治療視力問題的方法，不幸的是，驗光配鏡課程很少提供營養方面的教育，這個領域對這個專業而言就像是不相干似的。在執業過程中，我學到了一些營養的基本知識，並且把它們應用在自己的日常生活中。

　　二〇〇一年，AREDS（與年齡有關的眼睛疾病研究）的研究發現指出，營養素或許可以減緩與年齡相關的黃斑部病變進展。業界對這些新訊息展開熱烈的討論，會議上的發言人開始談論這個研究配方有多神奇，以及為何我們應該大力推薦，但是我覺得營養素的效益不僅止於此。

　　幾年之後，我意識到營養素對於眼睛保健作用的真實性已

被誇大，其中大部分是為了銷售產品，我覺得這個行業需要一個獨立的眼科營養研究來源，於是我與幾位同事協商，並且在二〇〇八年成立眼科營養學會（Ocular Nutrition Society）。在這段期間，我陸陸續續寫作，最終《靈魂之窗的良藥》（Smart Medicine for Your Eyes）這本書問世，最近，我決定重新修訂這本書，將它變成一本更方便且實用的指南。

傑弗瑞．安歇爾 Jeffrey Anshel

前言

眼睛保健專家致力於讓每一位患者終生擁有清晰舒適健康的眼睛，他們運用所學和多年的經驗，協助修復眼睛健康和治療視力障礙。我有幸接觸幾種醫療方式，從東方哲學到古老歐洲理念不等，從中我學到的是——在治療身體方面，真相或許不止一個。

近年來，統稱為功能或整合醫療的教育有增加的趨勢，美國國家輔助和另類醫學中心（NCCAM）定義的整合醫學為結合常規的醫學治療和另類療法，其中附有高質量的安全性和有效性的科學證據。這個概念現在受到許多學術保健中心的關注，不過，要特別留意的是，整合醫學不是輔助和另類醫學（CMA）的同義詞，它的意義和任務遠大於此，它的宗旨是呼籲回歸保健和療癒作為醫療的重點，並且強調以患者和醫師關係為中心的重要性。

除了提供最佳的常規護理之外，整合醫學的重點在於預防和保健，注意生活方式所有相關的元素，包括飲食、運動、壓力管理和情緒健康。它堅持讓患者積極參與醫療保健方案，同時醫生會將患者視為一個完整的個體、社群的一員和靈性的存在，而不僅是身體而已，它是一種哲學，既不拒絕常規醫學也不一味接受另類療法，而是盡可能使用自然、有效和較少侵入性的治療法。最後，它會要求醫生提供指引、示範和輔導，而不僅是一位治療輔助的執行者。

　　整合驗光遵循這些相同的原則，眼睛天生有自癒的能力，例如，淚液中的溶菌酶是一種天然的抗生素。如果醫生透過適當的營養來平衡淚膜，並且用潤滑滴劑沖洗眼睛，那麼眼淚本身就可以抵抗潛在的感染。研究發現，許多眼睛疾病實際上是一般營養狀況的延伸，因此一般營養素或許可以改善眼睛的狀況。目前關於營養素和綜合營養素，以及它們在眼睛保健方面的效益等研究正在進行之中。

　　你經常會聽到維生素和礦物質不受管制，然而，膳食補充品有相關的條例，它們經由美國食品和藥物管理局（FDA）執行。一九九四年，美國膳食補充品健康和教育法（DSHEA）通過，將膳食補充品定義為「一種含有膳食成分的口服產品，其中包含維生素、礦物質、藥草或其他植物、胺基酸與其他物質，如酶、器官組織、腺體和代謝產物」，而這些產品必須有一個免責聲明，宣示「這些聲明並未經過食品藥物管理局評估，這個產品的用意不在於診斷、治療、預防或治療任何疾病」，也就是說這些產品被認為如同食品而非藥物。顯然，營養素可以治癒身體和緩解疾病（例如維生素C可以治療壞血病；維生素D可以治療佝僂症），但補充品公司仍然要根據cGMP（現行優良的生產規範）標準製造產品，並且使用GRAS（一般認為安全）成分，這些方針全部都由FDA制定。

　　FDA規定食品和膳食補充品不需要「上市前許可」（PMA），但藥物則是強制規定必須經過上市前審察。不過藥物無需「上市前通知」（PMN），而食品和膳食補充品則需向FDA提交上市前的報告，以證明所銷售的設備（或在這種情況下為營

養品）至少是安全有效，其意義等同無須「上市前許可」批准的合法銷售營養素。膳食補充品和藥物在標籤、GMP 設備登記和廣告領域的要求都是一致的，且食物沒有強制要求提供不良反應報告，但膳食補充品和藥物則需要。由於這是聯邦法規，所有的州政府都必須遵守這些協定，而關於促銷營養素及其效益的廣告議題均隸屬於聯邦貿易委員會（FTC）的管轄範圍。

本書分成三個部分，第一部分為營養基礎概述，旨意為提供各種營養素的參考指南，其中不只包含視覺系統的保健，同時也涵蓋維護整體健康的方法。第二部分則是列出醫師每天會遇到的常見眼部疾病，在此列表中，我們簡要探討每種症狀及其治療所需的營養面向。每個部分的列表會提供一些可能對每種疾病有效益的營養素、藥草和順勢療法，過程中未必需要每一種營養素，但你可以從中領悟哪些營養素有助於哪些眼睛結構，並且學習每種物質的建議劑量。第三部分是回顧維持最佳健康常見的營養作法建議，其中包括飲食類型、食物的選擇和順勢療法的方案。

本書的目的主要是當你在考慮使用整合療法時，提供一個快速、方便的參考指南，這並不代表鼓勵你繞過正統的西醫，而是要告訴你如何在那些治療過程中適當地整合其他療法。如果可能，請與擁有營養專家轉介網絡的醫生一起合作，如營養學家、營養師、脊骨神經醫師和自然療法醫師等。眼科保健專家應與這些專業人士共同合作，並且保持暢通的溝通管道，以為患者的共同利益服務。光靠營養補充品無法治癒疾病，但大多都能夠增強身體抵抗疾病的能力。同樣在醫療的干預下，營養良好的身體其癒合力往往比營養不足的身體更快。

　　營養補充品只是健康計畫中的輔助,它不是良好飲食的替代方案。營養療法提供細胞層面上的支援,激勵器官重新平衡並啟動自癒能力,正如俗話所說:「身體自行療癒,但收錢的卻是醫生。」

Part One　營養素與視力

Part Two　眼睛問題

CONTENTS

Part Three　營養療法

Part One
營養素與視力

由於眼睛和視覺系統是身體不可或缺的部分,所以它們理所當然需要適當的營養才能運作正常。你或許會很驚訝大腦和視覺系統占用了大約 25％人體所攝入的營養素,儘管它們僅占身體總重量的 2％,因此,確定眼睛和身體最佳運作所需的營養素是非常重要的。

人如其食,換句話說,經常吃適量富含營養的食物相較於只攝取空有熱量的垃圾食品,我們比較不容易生病。這個概念再簡單不過了,但最新的美國政府統計數據顯示,只有 11％的人口確實有每天攝取 5 份水果和蔬菜。現在美國有將近 60％的人口被認為是營養不良和臨床肥胖,這意味著適當營養的食物攝取量在這個國家早已不復存在。有趣的是,視力檢查可以透過討論飲食、營養和在退化性眼睛疾病方面發作部分作用來解決這個全國性的健康危機。

以下提供包括主要營養素和微量營養素的營養素概論,其中說明這些營養元素如何運作以及對身體的影響。大部分的訊息與眼科護理專業人員在一般生理學課程中學習的資訊類似,不過在此我將其改編以作為更適用於建立視覺系統營養知識的便利指南。

消化、吸收和代謝

　　正確的營養攝取包含從食物中獲取確實對身體有益，同時份量足夠，不會太多也不會太少，能夠有效被身體吸收、利用的營養素。人類吃的食物化學成分複雜，必須先分解成簡單的形式，才能透過腸壁進入身體，進而經由血液運送到全身各處細胞。在細胞內，它們提供能量和打造身體結構的元素來維持生命，而完成這些工作的過程分別為消化、吸收和代謝。

消化

　　消化是一連串的物理和化學過程，透過分解食物以利腸道吸收食物的營養素，進而傳送至血液。這些過程在消化系統中進行，包括口、咽喉、食道、胃、小腸和大腸，而消化液中促進食物化學分解的活性物質稱為酶，酶是複合蛋白質，能夠誘使其他物質產生化學變化但本身卻不會改變。各種酶具有分解單一特定物質的能力，例如可以分解脂肪的酶無法分解蛋白質或碳水化合物。

　　消化的過程實際上是從口中開始，大量食物透過咀嚼動作變成較小的食物，口腔中的唾液腺分泌唾液，這是一種潤溼食物促進吞嚥的液體，其中含有分解碳水化合物所需的酶，這說明了快速充分分解碳水化合物以做好消化過程的準備非常的重要。活性的化學消化作用從胃部開始，在胃中食物與含有鹽酸、水和分解蛋白質與其他物質的酶的胃液混合，經過一到四個小時之後，肌

肉活動將食物以液體的形式推出胃部並進入小腸。當液體食物進入小腸後，胰腺會分泌消化液加至混合物中，如果食物中含有脂肪，這時由肝臟產生並且儲存在膽囊中的酶——膽汁則會釋放出來，同時胰腺還會分泌一種物質，以中和食物中的消化酸，以及持續分泌分解蛋白質和碳水化合物的酶。最後，未消化的食物進入大腸再被排泄出來。大腸內無消化酶分泌，其最主要的作用即是吸收水分。

吸收

吸收是營養素從碳水化合物變成葡萄糖；從蛋白質變成胺基酸；從脂肪變成脂肪酸和甘油形式，再被腸道吸收，進入血液並在細胞代謝中發揮作用的過程。吸收主要在小腸中進行，小腸的內壁被名為「微絨毛」突起的膜覆蓋，這些微絨毛包含名為「乳糜管」的淋巴管和微血管，這些是主要的吸收管道。大約60％到70％的脂肪和脂溶性維生素會被乳糜管吸收至淋巴系統，並且輸送到肝臟，剩餘的營養素則被微血管吸收進入血液，然後運送到肝臟。

在肝臟中，許多不同的酶有助於將營養分子轉變成特定用途的新形式，不同於消化前期為食物做好吸收和運輸準備的轉變，在肝臟中的反應會產生細胞真正所需的物質。在這些物質中有些會被肝臟本身利用，其餘的則是由肝臟保存下來，並且在需要時釋放到血液中，之後再被個別細胞所吸收並且發揮作用。

代謝

代謝是食物處理的最後階段，包括營養素所經歷的所有生物及化學變化，從被吸收的那一刻開始到它們成為身體的一部分或被排出體外的過程。代謝是將消化後的營養物質轉化為構成活組織所需的元素或單純的能量以滿足身體的需要。

代謝大致分為兩個階段：合成代謝和分解代謝（又稱同化作用與異化作用），這兩者是同時進行的。合成代謝包含合成體內所有的化學物質及組織，如血液、酶、激素和糖原等的反應；分解代謝則是分解各種化合物和組織以供應能量的所有反應。

例如細胞的能量來源主要是葡萄糖的代謝。葡萄糖會結合氧進行一系列化學反應，最後形成二氧化碳、水和能量。二氧化碳和水是代謝過程中的廢棄物，透過血液從細胞中排出。能量也可以從必需脂肪酸和胺基酸的代謝中獲得，儘管胺基酸代謝的主要目的是提供各種組織生長、維持和修復所需的原料。此外，必需脂肪酸和胺基酸的代謝廢物也會透過血流而從細胞中排出。

代謝的過程需要身體保有各種系統的酶，以促進數千種不同的化學反應，並且調節這些反應的進程。這些酶通常需要特定的維生素和礦物質以維持其發揮功能。為了健康成長，身體需要被稱主要營養素的水、碳水化合物、蛋白質和脂肪，以及被稱為微量營養素的維生素和礦物質。此章節將說明這些營養素如何相互作用以提供身體——尤其是眼睛——所需的原料以維護視覺的神奇功能。

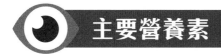 **主要營養素**

　　主要營養素包括水、碳水化合物、蛋白質和脂肪，是正常代謝必不可少的物質。雖然主要營養素極為重要，但關於它們的攝取量卻沒有如同維生素和礦物質一般有聯邦政府制定的指南。在某種程度上，我們都需要所有的主要營養素，而且可能就存在於我們所吃的食物中。首先，讓我們分別探討主要營養素，看看它們如何與身體產生交互作用，為我們的生命提供燃料。

水

　　水參與身體的每一個功能，它有助於運輸營養素和廢棄物進出細胞。身體所有的消化、吸收、循環和排泄功能都需要水，而身體在利用水溶性維生素時，水也是必要的元素，同時身體需要水以維持正常的體溫。人體有三分之二是水，由於出汗和排泄會使我們流失體內的水分，因此經常補充水分非常重要。若要保持身體正常運作，一般公認每天至少要攝取八杯 8 盎司的水（總計約 1920 毫升）。據我所知，至今並沒有實際的研究證實這個數量的水是絕對必要的，但補足水分確實是一個好主意。雖然身體可以在沒有食物的情況下存活大約五週，但若持續缺水五天以上就會死亡。

碳水化合物

　　碳水化合物是血糖的主要來源，它提供身體燃料，是大腦和

紅血球細胞特別重要的能量來源。碳水化合物是大多數人作為主食的食物，理由很簡單，因為它們是能量最快速的來源——消化後先轉換成單糖，之後變成葡萄糖，再直接被身體所利用以供給能量，或儲存在肝臟中以備不時之需。當一個人攝取超過身體所需的能量時，多餘的碳水化合物將可能被變成脂肪儲存下來，因此當攝取過多的碳水化合物或未被正確處理時，體內會累積過量的脂肪。

　　碳水化合物分為兩大類：單一和複合。複合碳水化合物包括全穀物、蔬菜和豆類，它們最適合的攝取方式為自然形態，而且這些食物的血糖指數較低（參考第 190 頁的血糖指數）。複合碳水化合物由糖組成，其糖分子為一種更長、更複雜的長鏈。同時複合碳水化合物的纖維質含量通常很高，因此可以延長消化的時間。長時間的消化期可以讓複合碳水化合物分解後形成的葡萄糖被善加利用，而不是將其儲存在脂肪細胞中。

　　單一碳水化合物（有時稱為單醣），其中包括果糖、蔗糖（葡萄糖和果糖的組合，也稱為砂糖）和乳糖。水果是單一碳水化合物最豐富的天然來源，它們容易消化，不會提供過量的葡萄糖。不過果汁雖然保留了水果中所有的糖，卻缺少了纖維質，這對身體來說可能是一件壞事。精製碳水化合物，如白麵粉等不容易被消化，因此會導致高濃度的葡萄糖進入血液，然後迅速儲存在脂肪細胞中。

　　標準的美國飲食（Standard American Diet，SAD）為名非常貼切）含有大量高濃度、過度精製的碳水化合物，其在短時間內可以提供比個體實際所需更多的糖。如前所述，這種多餘的葡萄

糖會被轉化為糖原，然後再轉化為三酸甘油脂儲存成為身體的脂肪以備將來所需，不過，這種「未來使用」的情況很少出現，因為大部分人的運動量並不多。最終的結果是美國的肥胖流行病，以及當今社會所面臨的所有與健康有關的挑戰，其中包括飲食相關的眼睛問題，如糖尿病視網膜病變和與年齡相關的黃斑部病變（AMD）的風險增加。

蛋白質

蛋白質對生長發育至關重要，它是製造激素、抗體、酶和組織，以及維持體內酸鹼平衡的必需營養素。當我們攝取蛋白質後，它們會被分解為胺基酸，這是一種可以被身體利用以打造新蛋白質的原料，其中有一些胺基酸被認為是非必需的，但這並不意味著我們不需要它們，而是它們不一定得靠飲食攝取，因為我們的身體可以利用其他胺基酸自行製造。其餘的胺基酸則是所謂的必需胺基酸，因為身體無法自行合成，我們必須從飲食中獲得。

由於攝取足以提供所有必需胺基酸的蛋白質非常重要，因此，根據其含有的胺基酸種類，蛋白質可分為兩大類。第一類為完整蛋白質，其含有大量的所有必需氨基酸，這些蛋白質存在於肉、魚、禽類、乳酪、雞蛋和牛奶中；第二類為不完全蛋白質，其僅包含一些必需胺基酸，這些蛋白質存在於穀物、豆類和綠葉蔬菜等食物中。

雖然攝取全方位的胺基酸極為重要，無論是必需或非必需胺基酸，但不一定非得從肉類、魚類、家禽或其他完整蛋白質的

食物中攝取，我們可以透過組合各種不完全蛋白質食物以建立完整的蛋白質來源，這種概念稱為食物組合法。例如，儘管豆類和水稻富含蛋白質，但每種卻缺乏一種或多種必需胺基酸，然而當你結合豆類和米飯一起食用時，或者結合其他富含蛋白質的食物時，你就可以建立一種完整的蛋白質，且這是一種可以取代肉類優質蛋白質的替代方法。對於選擇素食的人來說，這是一個關鍵的概念，倘若不吃肉類卻沒有留意食物組合以達到適量的蛋白質攝取量，這其實是不明智的作法。

脂肪

雖然我們大多將焦點放在減少一般膳食的脂肪含量，但身體確實需要一些脂肪。在嬰兒期和兒童期，脂肪是正常大腦生長發育不可或缺的條件，在人類的一生中，它提供我們能量與促進成長，事實上，對身體而言，脂肪是能量來源最集中的一種。然而，在二歲之後，身體只需要少量的脂肪——遠遠低於典型美國飲食所提供的水平。此外，脂肪也可以運輸脂溶性維生素，並且儲存鈣質以備骨骼和牙齒不時之需。

脂肪是由名為脂肪酸的元素組成，脂肪酸儲存在身體的每個細胞膜中，它們可以確保細胞的流動性，並且是每個細胞的守門員，允許重要的營養物質進入細胞，並將破壞性的自由基碎片強制逐出細胞。脂肪酸分為三大類：飽和、單元不飽和與多元不飽和。飽和脂肪酸，主要存在於動物產品中，包括乳製品，如全脂牛奶、奶油和乳酪，以及含有脂肪的肉類，如牛肉、小牛肉、羊肉、豬肉和火腿。你在牛肉和豬肉上看到的大理石般的紋路脂肪

就是由飽和脂肪組成，飽和脂肪在室溫下通常是固體。另外，有一些蔬菜產品——包括椰子油、棕櫚油和棕櫚仁油——飽和脂肪含量也很高，而我們的肝臟會利用飽和脂肪製造膽固醇，這個過程在打造健康細胞中扮演著必要的作用。

長久以來，大眾被告知飽和脂肪會導致心臟病和其他身體疾病，但這未必屬實。近年來的臨床研究持續指出，與含有危險的反式脂肪的氫化植物油相比，適度的飽和脂肪反而有益於心臟和血管系統更健康。氫化是在植物油的製造過程中加入氫、高溫和金屬離子，因而產生反式脂肪。氫化將液體油脂變成固體脂肪，以增加某些食品的保存期限和穩定性。部分氫化則是類似氫化，只是在反應過程中停止氫化作用，因此並不是所有的脂肪都轉化成反式脂肪。在乳製品、肉類和其他動物性食品中也存在著天然少量的反式脂肪，但是這種天然的型式不同於人造反式脂肪那樣對人體有害。

反式脂肪可能存在於植物起酥油、人造奶油（植物奶油）、餅乾、零嘴、休閒食品和其他在部分氫化油中製成或油炸的食品中。反式脂肪會增加體內低密度脂蛋白（LDL）膽固醇值，也就是助長冠狀動脈心臟風險增加的「壞」膽固醇。然而，值得注意的是，過多飽和脂肪也可能導致 LDL 值升高，食品和藥物管理局（FDA）已經聲明，未來將要求排除美國食物中的反式脂肪。

單元不飽和脂肪主要存在於蔬菜和堅果油中，如橄欖、花生和油菜。這些似乎可以降低血液中的低密度脂蛋白值，且不會影響高密度脂蛋白（HDL）值——「好」膽固醇。然而，這種正面影響對低密度脂蛋白膽固醇的影響相對較溫和，一般指南建議單

元不飽和脂肪的攝取量可以維持在總熱量的 10％至 15％之間。

　　玉米、大豆、紅花籽和葵花籽油富含多元不飽和脂肪，而某些魚類油脂的多元不飽和脂肪酸也很高。與飽和脂肪不同的是，多元不飽和脂肪實際上可以降低你的總膽固醇值。換句話說，它也可能降低有益的 HDL，因此，一般指南聲明，多元不飽和脂肪的攝取量不應超過總卡路里的 10％，不過，特別要留意的是，這些油中含有大量潛在的促炎性 Omega-6 脂肪酸。

　　報章雜誌上有無數關於必需脂肪酸（EFAs）的報導，但大部分對於眼睛的影響有許多誤導，其中最常討論的必需脂肪酸議題就是 Omega-3 和 Omega-6 必需脂肪酸。在我們攝取幾乎含有脂肪，包括肉類、大多數種子油、乳製品和雞蛋等膳食中，存在最多的脂肪就是 Omega-6 必需脂肪酸；Omega-3 脂肪酸則是存在於某些特定的種子油和冷水多脂魚類中，然而，這些脂肪酸的適當平衡對身體健康極為重要，醫學研究所建議的每日攝取量理想比例 4：1，也就是 Omega-6 必需脂肪酸的攝取量維持在 Omega-3 脂肪酸的 4 倍。

　　二十二碳六烯酸（DHA）和花生四烯酸（ARA）是兩種重要的脂肪酸，DHA 是一種長鏈 Omega-3 脂肪酸，存在於整個身體的組織中，是大腦和視網膜灰質中所有膜質主要的結構和功能基礎，同時也是心臟組織的關鍵組成元素。DHA 對於嬰幼兒健全大腦和眼睛的發育非常重要，並已被證實可以維護成人大腦、眼睛和心血管的健康。ARA 是一種長鏈 Omega-6 脂肪酸，是大腦中的主要 Omega-6，同時全身其他細胞也富含 Omega-6。ARA 對於嬰兒正常的大腦發育也同樣重要，而且是一種名為類花生酸

（eicosanoids）的類激素樣物質的前體。類花生酸對身體的免疫力、血液凝固和其他重要功能方面很重要，人類透過吃肉類、雞蛋和牛奶等食物獲得 ARA，然而 DHA 則僅是存於有限的食物中，例如多脂魚類和器官肉類。不過，人體也可以從其前體 α-亞麻酸（ALA）合成 DHA，但是這個過程的效率極低；這兩種脂肪酸可以從母乳中自然生成，並且支援嬰幼兒的心理和視覺的發展，DHA 對健康益處可以從產前發育一直延伸到成人的生活中。

Omega-6 和 Omega-3 脂肪酸這兩種都可以轉化成三種不同類型，名為前列腺素（PGEs）的活性分子。第一種類型的前列腺素為 PGE1，具有減少發炎並且抑制血液凝固的作用；第二種類型為 PGE2，具有收縮血管、增高體溫和促進凝血的作用；第三種類型為 PGE3，在抗發炎方面具有重大的作用，所有這三種前列腺素在維持健康平衡狀態方面都很重要。

最近有另一種 Omega 脂肪酸的研究：Omega-7，它是來自沙棘果實的油。這種取自沙棘果實和種子的油富含生育酚、生育三烯酚和植物甾醇。此外，沙棘果油尤其富含類胡蘿蔔素。

由於其獨特的植物和營養特性，且目前沒有報導關於沙棘油產生的不良反應或負面副作用的證據，因此該油被應用在與黏膜疾病有關的天然治療法，同時也被推廣用於治療乾眼症候群，但不幸的是，目前還未有這方面應用的深入研究。

必需脂肪酸與黃斑部病變

證據指出，富含 Omega-3 多元不飽和脂肪酸的飲食可以預防早期黃斑部病變，每週至少吃一次多油脂魚類與每週少於一次的

人相較之下，其罹患 AMD 的風險有降低的趨勢，另外，攝取來自魚類的 DHA 和二十碳五烯酸（EPA）與 AMD 風險降低也有關聯，同時或許還能延緩 AMD 發病。Omega-3 還可以調節代謝過程，並且降低因環境暴露而活化與視網膜疾病相關分子的影響。這些過程和暴露包括氧化應激、缺血，長期曝晒光照、發炎、細胞信號傳輸和老化。然而，在一項研究（AREDS2）中，Omega-3 魚油對 AMD 的進展未能產生顯著影響。

DHA 也是視網膜光受體細胞外節膜的主要成分，事實上，光受體細胞外節含有的 DHA 量比體內任何細胞類型都高，而 DHA 的生物化學性質可能透過改變其厚度和滲透性而影響光受體細胞膜的功能。此外，DHA 的狀態還會影響涉及光轉換過程中視網膜細胞信號的傳導機制，也就是將光轉換成電信號。事實上，缺乏特定的 EFAs 與視網膜功能的改變有一些相關性。

劑量

美國心臟協會建議每週至少吃兩次魚，特別是多脂魚類如鰻魚、鮭魚、鯉魚、鯰魚、大比目魚、鯡魚、鱒魚、鯖魚、鯧參魚、鮭魚、條紋鱸魚、鮪魚（長鰭鮪魚）和白鮭魚。另外，攝取植物來源的 α- 亞麻酸，如豆腐、大豆、核桃、亞麻籽（研磨）和芥花油也很重要，儘管它們轉化為長鏈脂肪酸的效率並不是很高。世界衛生組織和幾個國家的政府衛生機構建議每天食用 0.3 至 0.5 公克的綜合 EPA 和 DHA 及 0.8 至 1.1 公克的 α- 亞麻酸。

一些嬰兒配方奶粉會添加 Omega-3 脂肪酸，儘管有效劑量目前尚未有明確的規定，由於來自新鮮魚類的 Omega-3 脂肪酸來源

存有潛在的有害環境汙染物，所以幼兒的攝取量應該有所限制。除非在醫生的指導下，不然兒童不應該補充魚油膠囊。然而，現在有一些專為兒童劑量設計的「Q式軟膠糖」補充劑。此外，對魚類過敏或敏感的人應避免來自魚類製造的魚油或 Omega-3 脂肪酸產品。還有，對堅果過敏或超敏感的人也應避免來自生堅果類的 α-亞麻酸產品。

食品和藥物管理局將每天攝取 3 公克來自魚類的 Omega-3 脂肪酸歸類為 GRAS（一般被視為安全），然而糖尿病患者應更謹慎，因為其中可能具有促使血糖值升高的潛在性（儘管不太可能）。那些出血風險高的危險群和低密度脂蛋白膽固醇值高的患者，在攝取大量 Omega-3 之前，應謹慎小心且先諮詢醫生。雖然 Omega-3 脂肪酸可以降低三酸甘油脂值，但實際上卻也可能小幅增加 LDL 值，而且若與具有出血風險的草藥和補充劑一起使用時，一般認為也會增加出血的風險。事實上，銀杏、大蒜和鋸棕櫚素的組合已有出血的案例報告。

建議的主要營養素比例

你現在可能想知道究竟良好平衡的膳食營養元素為何，大多數專家認為良好的飲食每天大約要攝取 2000 大卡，其中主要營養素的比例為脂肪 30％（600 大卡），而且飽和脂肪只占 7％，其餘大多數為單元不飽和脂肪；碳水化合物為 50％ 至 60％（1000 大卡至 1,200 大卡）主要為升糖指數低的複合碳水化合物；以及 10％ 至 20％（200 大卡至 400 大卡）的蛋白質。這些量可能因人而異，但通常被認為是健康飲食的良好起點。然而，如果個體已經

超重或肥胖，那麼則需要減少每日的熱量攝取量（每天低於 2000 大卡）。

 ## 微量營養素——維生素

　　就像主要營養素一樣，維生素對生命極為重要，因此也被認為是必要的營養素。不過，它們的需求量很少，所以被稱為微量營養素。維生素透過調節新陳代謝和幫助食物從消化中釋放能量的生化過程來促進健康，其中某些維生素是水溶性，意味著它們能溶解在水中，有些則是脂溶性，意味著它們能夠溶解於脂肪中。水溶性維生素必須全天服用，因為如果身體沒有利用完全，它們並不能儲存在體內，並且在數小時內會排出體外，這些包括維生素 B 群和維生素 C。脂溶性維生素可以儲存在體內一段時間，通常儲存在脂肪組織和肝臟中，這些包括維生素 A、D、E 和 K。身體若要運作正常，水溶性和脂溶性維生素都是必需的維生素。

　　美國制定一套膳食攝取量參考系統（DRI），作為每日營養素充足攝取量的指南，例如維生素和礦物質，這個系統包括每日建議攝取量（RDA），也就是維持最佳基本健康——免於疾病——的營養素攝取量。然而，RDA 建議的攝取量不足以維持最佳的健康狀態，如果你的活動量很大、承受沈重壓力、飲食有限制、患有精神或身體上的疾病、正在服用藥物、正從手術中恢復，或者習慣性吸菸或飲酒者，那你很可能需要高於正常數量的營養物

質，此外，服用口服避孕藥的婦女也要增加 RDA 的劑量。

以下章節將提供維生素清單，並且列出每種維生素的 RDA，其中還包括一個「共識建議」，也就是大多數營養學家認為維持最佳健康所需的數量。

維生素 A 和 β-胡蘿蔔素

在所有針對視覺功能的重要微量營養素中，最被公認的大概就是維生素 A。維生素 A 是一種脂溶性維生素，具有各種化學形式，存在於動物組織中的為視黃醇，存在於植物中的為 β-胡蘿蔔素，其中杏桃和哈密瓜等水果，以及胡蘿蔔、南瓜、地瓜、菠菜和綠色花椰菜等蔬菜含量最高。然而，視黃醇容易被身體吸收，但 β-胡蘿蔔素必須分解後才能發揮維生素的作用。β-胡蘿蔔素是類胡蘿蔔素，是一種與維生素 A 相關的化合物，會在肝臟中被轉化成維生素 A。

視網膜需要維生素 A 將光能轉化為神經脈衝，缺乏維生素 A 可能會導致某些形式的夜盲症。由於維生素 A 還有助於維持包括眼睛在內各種組織的黏膜內襯，因此對於保持適當淚液水平和預防乾眼症候群等非常重要。另外，維生素 A 可以增強免疫力，它可以預防感冒、流感和腎、膀胱和肺的感染；它還可以治癒腸胃道潰瘍、作為一種抗氧化劑以預防腐敗，並且在骨骼和牙齒形成的過程中具有重要的作用。

基本上維生素 A 在上腸道就會被吸收，其中脂解酶和膽鹽會將胡蘿蔔素轉化成可用的營養物質，但並不是 100%的胡蘿蔔素都會轉化為維生素 A。食物中大約有三分之一的類蘿蔔素會轉化為

維生素 A；胡蘿蔔和根類蔬菜中的類胡蘿蔔素大約少於四分之一會轉化為維生素 A，而綠葉蔬菜中大約有一半的胡蘿蔔素會轉化為維生素 A。此外，隨著老化，人體將 β-胡蘿蔔素轉化成維生素 A 的速度會減緩，一些未轉化的胡蘿蔔素則會被循環系統吸收，並且儲存在脂肪組織而不是肝臟中，而其他未被吸收的胡蘿蔔素則會被排出體外。

胡蘿蔔素被身體利用的程度會因食物的來源和食物製作的方法而異，烹飪或搗成泥，破壞蔬菜的細胞膜可以使胡蘿蔔素更利於吸收。干擾維生素 A 和胡蘿蔔素吸收的因素包括在攝取後四小時內進行劇烈的身體活動、攝取礦物油、飲酒過量、鐵攝取過量，以及使用可體松（cortisone）或類似的藥物。另外，糖尿病患者無法將胡蘿蔔素轉化為維生素 A；胡蘿蔔素若與多元不飽和脂肪酸一起攝取會導致胡蘿蔔素快速受到破壞，除非其中含有抗氧化劑；此外，甚至寒冷的天氣也會阻礙維生素 A 和胡蘿蔔素的傳送與代謝。

身體大約有 90% 的維生素 A 儲存在肝臟中，少量累積在脂肪組織、肺、腎臟和視網膜中。當遇到壓力時，如果飲食中沒有足夠的維生素 A，身體就會利用這些儲備的供應量。胃腸和肝臟疾病、任何類型的感染以及膽管阻塞的任何病症都可能會使身體保留和使用維生素 A 的能力受限。影響維生素 A 吸收的因素包括營養物質攝取量、腸內其他物質的影響以及該維生素在體內的儲存量。基於這些原因，因此建議的膳食量將因人而異。

維生素 A 的議題在眼睛保健行業爭議不斷，目前已成功用於治療幾種眼睛疾病，其中包括角膜乾燥、視力模糊、夜盲症和白

內障。對於治療乾眼症候群和某些形式的結膜炎，提供維生素 A 的治療劑量有其必要性，然而長期服用大量維生素 A 對身體會產生毒性，主要是針對肝臟。研究顯示，每天不超過 50,000 IU（國際單位）的維生素 A 可被身體利用，除了治療情況外，其建議劑量可能高達 100,000 IU，但只能在短時間內使用。此外，在尚未諮詢醫生之前，不要攝取過多的維生素 A。維生素 A 的毒性徵兆包括腹痛、閉經、肝臟和脾臟增大、腸胃失調、掉髮、搔癢、關節疼痛、噁心和嘔吐以及嘴唇破裂或出現鱗片狀，不過維生素 C 可以預防維生素 A 毒性的有害影響。β- 胡蘿蔔素或類胡蘿蔔素複合物是不太可能服用過量，儘管攝取太多個體的皮膚顏色可能會稍微偏黃。成年男性維生素 A 的 RDA 為 3,000 IU，而成年女性則為 2,300 IU。共識建議反映出這些數額，不過在疾病、創傷、懷孕和哺乳期間劑量則要增加。另外，吸菸、身處高度汙染區域、體內易於吸收維生素 A，或有肺炎或腎炎的人對維生素 A 的需求量也各不相同。

綜合維生素 B

　　維生素 B 群是水溶性物質，可以從細菌、酵母菌、真菌或黴菌培養而來，已知的維生素 B 群包括 B_1（硫胺素）、B_2（核黃素）、B_3（菸鹼酸）、B_5（泛酸）、B_6（吡哆醇）、B_7（生物素）、B_9（葉酸）、B_{12}（氰鈷胺）和膽鹼。這些名為「B complex 維生素 B 群」的水溶性化合物是根據它們共通的來源、它們在植物和動物組織，以及其功能的密切關連來歸類。

　　維生素 B 群在透過將碳水化合物轉化為葡萄糖以提供身體

能量這方面扮演重要的作用，它們對脂肪和蛋白質的代謝極為重要。此外，維生素 B 群是神經系統正常運作和神經健康的必要元素，它們對維護腸道肌肉張力以及皮膚、頭髮、眼睛、口腔和肝臟的健康至關重要。

所有維生素 B 群都是天然的啤酒酵母、肝臟和全穀物成分，尤其是啤酒酵母，它是維生素 B 群最豐富的天然來源，而另一個維生素 B 群的重要來源為腸道細菌。

由於維生素 B 群是水溶性，因此任何過量都會排出體外而不會儲存在體內，所以維生素 B 群必須不斷補充，當與唾液混合時，所有的維生素 B 群很快就會被吸收。磺胺類藥物、巴比妥類藥物、殺蟲劑和雌激素會在消化道中產生一種可能破壞維生素 B 群的環境，而且某些維生素 B 群會經由排汗而流失。

重點是，所有維生素 B 群要一起服用，它們的功能是相互影響的，其中任何一種劑量過高都可能導致其他 B 群缺乏。在自然界中，我們在酵母和綠色蔬菜中發現維生素 B 群，但是我們找不到其他部分存有單一的維生素 B。當感染和承受壓力時，人體對維生素 B 的需求量會相對增加。酗酒者和吃過多碳水化合物的個體也需要攝取較多的維生素 B 群才能維持正常代謝，而愛喝咖啡的族群其體內的維生素 B 群含量會偏低；兒童和孕婦則需要額外的維生素 B 群以維持正常的生長。

美國人的飲食非常缺乏維生素 B 群，幾乎這個國家的每個人都缺乏其中一些。如果你感覺到疲累、易怒、緊張、鬱悶甚至有自殺的傾向，別懷疑，你很可能是缺乏維生素 B 群。頭髮灰白、痤瘡等皮膚問題、食慾不振、失眠神經炎、貧血、便秘和高膽固

醇值也是維生素 B 缺乏的指標。美國之所以有眾多人口缺乏維生素 B 的一個原因是我們吃太多加工食物，食物在製造過程中流失了維生素 B 群；另一個原因則是大多數人喜歡吃甜食，而糖和酒精則會破壞維生素 B 群。

目前高劑量的維生素 B 群已被用於治療小兒麻痺症、改善對利他能（Ritalin）等藥物不良反應的過敏兒童狀況，以及對抗帶狀皰疹的病例。容易緊張和工作緊繃的個體也可以透過服用大於正常劑量的 B 群從中獲益。維生素 B 群還可以治療腳氣病（因維生素 B_1 缺乏引起）、糙皮病（缺乏維生素 B_3，特別是煙鹼酸）、便秘、腳底燒灼症、牙齦脆性、眼瞼抽搐、複視、疲勞、食慾不振、皮膚病、嘴角裂縫、貧血和乾眼症。

維生素 B_1（硫胺素）

維生素 B_1 也稱為硫胺素，與丙酮酸結合可以形成轉化碳水化合物成為葡萄糖時所必需的輔酶，然後被身體氧化以產生能量。硫胺素在烹飪時容易受到熱、空氣和水的影響，它是小麥胚芽和麩皮、稻米外殼的一種組成元素，然而市面上銷售的所有穀物會將這個部分磨去，以使顆粒顏色更淺和質地更細緻。硫胺素可以促進循環、血液形成和鹽酸生成，同時還可以優化認知活動和大腦功能。它對能量、生長、食慾和學習能力有十足的影響，是腸道、胃、心臟肌肉擴張必需的營養素。此外，它還可以作為一種抗氧化劑，保護身體免於受到老化、飲酒和吸菸的退化影響。

缺乏硫胺素可能導致視神經炎與中樞神經系統受損，初期的症狀包括疲勞、食慾不振、煩躁不安和情緒不穩定。如果缺乏的

問題沒有解決，不久就會出現混亂和記憶喪失，而胃痛、腹痛和便秘則會接踵而至。

成年男性硫胺素的 RDA 為 1.2 毫克（mg），成年女性為 1.1 毫克（懷孕或哺乳期婦女為 1.4 毫克），共識建議則為每天 25 毫克。在嚴重腹瀉、發燒、壓力和手術期間，身體對硫胺素的需求量會增加，目前尚未發現硫胺素的毒性副作用。硫胺素最豐富的食物來源是糙米、蛋、蛋黃、魚、豆類、肝臟、豬肉家禽、米糠、小麥胚芽和全穀物，此外，許多藥草也含有硫胺素。

維生素 B_2（核黃素）

維生素 B_2 也稱為核黃素，存在於其他相同含有維生素 B 群的天然食物中。核黃素在熱、氧化和酸性環境很穩定，但在鹼性或光照下，尤其是紫外線則容易受損。

為了支持線粒體產生能量，核黃素的作用是成為一組酶的一部分，參與分解和利用碳水化合物、脂肪和蛋白質；細胞呼吸也少不了它，因為在細胞氧的利用率上它會與酶一起發揮作用；紅血球細胞的形成和呼吸、抗體產生、生長和生殖也都需要它；它還是個體攝取大量維生素 B 群後尿液出現螢光黃的原因；它也有助於預防許多類型的眼睛疾病，其中包括結膜感染、搔癢或眼睛灼痛、白內障和畏光。此外，體內維生素 B_2 過低的人與血管向角膜內異常生長有關。

因缺乏維生素 B_2 而罹患與年齡相關的白內障人口增加，一項澳大利亞男性和女性的研究報告指出，與年齡相關的白內障案例中，那些核黃素攝取量最高與最低的人相比，他們罹患白內障的

機率明顯減半。

核黃素滴劑和 UV 照射目前已被用在角膜膠原交聯（抑制圓錐角膜惡化的手術）的過程，以治療圓錐角膜和其他角膜營養不良的患者。核黃素也被用於許多研究，以解決因慢性偏頭痛而大腦內受損線粒體氧的代謝。雖然這只是初步的研究結果，但數據顯示，核黃素補充品或許可以預防偏頭痛，同時它也是良好視力和健康皮膚、指甲和頭髮的必需營養素。

體內單獨缺乏維生素 B_2 的情況很少見，通常是連帶其他的水溶性維生素一起不足，其症狀可能包括喉嚨痛、嘴唇和喉嚨發紅腫脹、嘴唇和嘴角破裂或發炎、舌頭發炎和發紅，以及皮膚有分泌物、鱗狀脫皮，特別是陰囊或大陰唇和鼻唇溝處。這種缺乏可能是由於飲食習慣、酒精中毒或長期飲食限制造成的。

成年男性的核黃素 RDA 為 1.3 毫克，成年女性則為 1.2 毫克（懷孕或哺乳期婦女為 1.6 毫克），共識建議則為每日 10 毫克。根據醫學研究所食品與營養委員會宣稱，目前人類沒有已知因攝取高劑量核黃素而產生的毒性不良反應。然而，這種維生素攝取過量可能使人對光線極度敏感，並且長時間攝取維生素 B 群中任何一種維生素都可能導致其他維生素 B 群從尿液中流失。因此，當服用任何單一維生素 B 時，必須同時服用綜合的維生素 B 群補充劑。

牛奶、奶酪、雞蛋、杏仁、鮭魚、雞肉、牛肉、綠花椰菜、蘆筍、菠菜和營養強化麵包都是核黃素的主要食物來源。

維生素 B$_3$（菸鹼酸）

　　菸鹼酸是維生素 B 家族的另一成員，它也是水溶性，比硫胺素和核黃素更穩定，對熱、光、空氣、酸和鹼均有顯著的抵抗力。菸鹼酸可促進蛋白質、脂肪和碳水化合物的分解和利用，它可以有效改善循環和提高 HDL 膽固醇值，對神經系統的正常功能至關重要，且對健康舌頭與消化系統，以及皮膚的組織和保健極為重要。

　　大多數食物存在著相對較少量的純菸鹼酸，飲食表中列出的菸鹼酸量是指純菸鹼酸或色胺酸，這是一種可被身體轉化為菸鹼酸的胺基酸。瘦肉、家禽、魚類和花生都是菸鹼酸和色胺酸的豐富來源，還有啤酒酵母、小麥胚芽和脫水肝臟等膳食補充品也是豐富的來源。除了這些食物外，菸鹼酸很難從他處獲得。攝取過量的糖和澱粉，以及同時服用某些抗生素會消耗身體菸鹼酸的供應量。缺乏菸鹼酸有許多症狀，在早期階段包括肌肉無力、一般疲勞、食慾不振、消化不良和各種皮疹；缺乏菸鹼酸也可能引起口臭、小潰瘍、口瘡、失眠、煩躁、噁心、嘔吐、頭痛、牙齦脆弱、緊繃、緊張和極度抑鬱。

　　成年男性菸鹼酸的 RDA 為 16 毫克，女性為 14 毫克（孕婦為 18 毫克，哺乳期婦女為 17 毫克），共識建議則為每日 50 毫克。目前沒有菸鹼酸具有毒性副作用的案例，但服用極大劑量可能會引起刺痛感和搔癢感、皮膚劇烈潮紅和頭部抽痛，或可能導致一種名為囊樣性黃斑部病變，不過只要停止服用大劑量就可消除這些反應，另外，用於治療 HDL 膽固醇的最大建議劑量為每天 2,000 毫克。如果基於這個原因使用，患者應該在睡前開始每天服

用 500 毫克（在胃裡要有一些食物）約一個月，之後每個月逐漸增加 500 毫克的藥錠，同時定期檢查 HDL 的數值。大多數時候，這個數量已足夠用於控制膽固醇，且許多人會經歷一段睡眠時的皮膚發紅階段，而那些「無發紅」狀況的菸鹼酸對調整 HDL 就不是一種很有效的方法。

維生素 B_5（泛酸）

泛酸也稱為維生素 B_5，是將碳水化合物、脂肪和蛋白質轉化為身體可用能量時所需的維生素，同時它也是類固醇代謝、紅血球細胞、脂肪酸和膽固醇不可少的元素。它是輔酶 A（CoA）的前體，是線粒體 ATP 能量生產不可獲缺的要件。

缺乏泛酸會導致腎上腺功能減退，各種代謝問題也會一一浮現。常見的症狀為疲勞、抑鬱和消化問題，不過也可能會有神經功能喪失與血糖代謝等問題——低血糖是最典型的症狀。泛酸缺乏還可能降低免疫系統的反應，進而增加感染的風險。

大多數食物含有少量的泛酸，主要的食物來源為肉類。全穀物是維生素 B_5 的另一個很好的來源，但是碾碎法通常會去除大部分泛酸，因為其存在於全穀物的外層。蔬菜如綠花椰菜和酪梨含有豐富的泛酸；稻米外層、小麥麩皮、紫花苜蓿，花生粕、糖蜜、酵母和濃縮魚精中也含有泛酸。

成人維生素 B_5 的 RDA 為 5 毫克（孕婦為 6 毫克，哺乳期婦女為 7 毫克），共識建議則是每天 50 毫克。

維生素 B$_6$（吡哆醇）

維生素 B6 由三種相關化合物吡哆醇、吡哆醛和吡哆胺組成，是身體吸收維生素 B$_{12}$，以及生產鹽酸和鎂的必需營養素。吡哆醇與其他維生素 B 群在分解和利用碳水化合物、脂肪和蛋白質的作用為一種重要的輔酶，它同時也是生產抗體和紅血球細胞的必需維生素。此外，它有助於肝臟和肌肉的糖原釋放能量。維生素 B6 有助於維持鈉和鉀之間的平衡，進而調節體液並且促進神經和肌肉骨骼系統運作正常。維生素 B6 的最佳來源是肉類和全穀物，特別是脫水肝臟和啤酒酵母。

維生素 B$_6$ 的 RDA 為 1.3 毫克，五十歲後增加至 1.7 毫克。在懷孕（每天 1.9 毫克）和哺乳（每天 2 毫克）期間，維生素 B$_6$ 的需求量幾乎要加倍，共識建議則為 50 毫克。

大約 10%的美國人口攝取不到維生素 B$_6$ 每日建議量的一半，而缺乏這種維生素可能會導致掉髮、懷孕期間水腫、嘴和眼睛周圍的破裂、手臂和腿部麻木和痙攣、學習緩慢、視力障礙、神經炎、關節炎、心臟病和排尿量增加。

維生素 B$_7$（生物素）

維生素 B$_7$ 也稱為生物素或維生素 H，用於細胞生長、脂肪酸的生成，以及脂肪與蛋白質代謝。它是健康頭髮、皮膚、汗腺、神經組織和骨髓的必需營養素，並且有助於舒緩肌肉疼痛，同時有助於二氧化碳轉送與維持穩定的血糖值。

雖然生物素缺乏狀況非常罕見，但也可能會發生，其症狀包括皮膚乾燥、疲勞、食慾不振、噁心嘔吐、精神抑鬱、舌頭發炎

症和高膽固醇值，此外，生物素缺乏也可能導致體內胺基酸甘胺酸耗盡。

成人生物素的 RDA 為 30 微克（哺乳婦女為 35 微克），而共識建議為 1,000 微克。

維生素 B₉（葉酸）

葉酸的作用為一種輔酶，與維生素 B₁₂ 和 C 共同合作，以分解和利用蛋白質。葉酸的基本作用為在血紅蛋白（heme）形成時作為一種碳的載體，這是一種紅血球細胞形成時必需的含鐵蛋白質，同時它也是核酸生產時的必需維生素，核酸對所有細胞的生長和再生過程極為重要；葉酸也可以增加食慾，刺激鹽酸產生，有助於預防腸道寄生蟲和食物中毒。此外，它還能夠維護肝功能。葉酸很容易因高溫、光照和長期置於室溫下受到破壞。葉酸的最佳來源為綠葉蔬菜、肝臟和啤酒酵母。

透過主動運輸和擴散，葉酸在腸胃道內被吸收，之後主要儲存在肝臟中，而磺胺類藥物可能會干擾腸道內製造葉酸的細菌。

未甲基化的葉酸是一種常見存在於營養補充品中的合成葉酸形式，而身體會將合成葉酸代謝成一種活性形式的左旋甲基葉酸（levomefolic acid）。在普通人中大約有 10％ 的人體內缺乏可以吸收葉酸補充品所需的輔酶，而另外有 40％ 的人其身體將葉酸轉化成左旋甲基葉酸的數量似乎有限，他們的身體無法完全處理 RDA 或更高劑量的葉酸補充品。因此，他們要尋找高品質的甲基化葉酸營養補品。

二〇〇九年發表的一項研究報告指出，使用含有葉酸、吡

哆醇和氰鈷胺的營養補充品可降低與年齡相關的黃斑部病變風險34.7%以上。

懷孕期中，幾乎任何干擾胎兒葉酸代謝的過程都會促使胎兒畸形，例如唇顎裂、腦損傷、脊柱裂、發育緩慢，以及孩童時期學習能力差。此外，孕婦缺乏葉酸會導致子癇前症、早產、分娩後出血，以及母嬰巨紅血球貧血。因此，大多數孕婦專用的維生素都含有葉酸。

成人葉酸的每日建議劑量為 400 微克（孕婦 600 微克，哺乳期婦女 500 微克），共識建議則為每日 1 毫克。當處於壓力、疾病和飲酒時，身體對葉酸的需求量相對會增加。目前這種維生素沒有已知的毒性劑量，不過攝取過多的葉酸可能會掩蓋維生素 B_{12} 不足的問題，每錠劑量若高於 400 微克以上則需要醫師處方才可使用。

維生素 B_{12}（氰鈷胺）

維生素 B_{12} 很獨特，因為它是長壽必需的第一個含鈷物質，此外，它也是唯一含有必需礦物元素的維生素。維生素 B_{12} 無法合成，必須在細菌或黴菌中生長，如青黴素，而唯一含有維生素 B_{12} 的天然食物則為動物性蛋白質，因此素食主義者體內的維生素 B_{12} 往往較低，而且如上所述，血液中葉酸值高的人難以發覺缺乏維生素 B_{12} 的問題。維生素 B_{12} 的最佳來源為肝臟，不過腎臟、肉類、魚類和乳製品也是其他很好的來源。

與所有維生素 B 群一樣，維生素 B_{12} 對於神經組織的正常代謝是不可獲缺，並且也參與蛋白質、脂肪和碳水化合物的代謝。

維生素 B_{12} 會被線粒體吸收，並月在胺基酸的代謝過程中具有重要的作用。維生素 B_{12} 還有助於鐵在體內發揮更好的功能，並且協助葉酸促進膽鹼合成。

在美國，至少有 10％ 至 15％ 六十歲以上的人受到維生素 B_{12} 缺乏的影響。缺乏維生素 B_{12} 的患者可能會出現巨紅血球貧血（megaloblastic anemia）和經常性的高半胱胺酸血症（hyperhomocysteinemia），而這與乾性黃斑部病變發展成溼性黃斑部病變的風險增加有關。維生素 B_{12} 缺乏的症狀可能需要五到六年才會出現，而缺乏這種營養素的原因通常是由於體內缺乏吸收這種維生素所需的糖蛋白。缺乏的症狀始於神經系統的改變，例如雙腳和手臂酸痛虛弱，反射性反應和感官知覺降低，走路和說話困難，以及四肢抽搐。

對於菸草中毒弱視的患者（包括眼睛突然漆黑一片、頭痛和遠視等症狀），無論患者是否停止吸菸，當在注射維生素 B_{12} 後，情況都可獲得改善。目前尚未出現維生素 B_{12} 毒性的案例，研究結論支持這個假設，即氰鈷胺是一種內源性超氧清除劑，如果不足可能會導致視神經病變。

成人維生素 B_{12} 的 RDA 為 2.4 微克（孕婦為 2.6 微克，哺乳期婦女為 2.8 微克），而共識建議為每天 1 毫克。

膽鹼

膽鹼是一種水溶性必需營養素，通常與維生素 B 群組合在一起，存在於所有活細胞中，並且廣泛分佈在動物和植物的組織中。富含的膽鹼的食物來源包括蛋黃、肝臟、啤酒酵母和小麥胚芽。

膽鹼似乎主要與體內脂肪和膽固醇的處理有關，它可以預防脂肪積聚在肝臟中，促進其移動進入細胞。在肝臟中，膽鹼會與脂肪酸和磷酸結合形成卵磷脂，它對肝臟和腎臟的健康非常重要。膽鹼在神經衝動傳遞中也有很重要，因為它可以維護髓鞘的健康。此外，膽鹼有助於調節和改善肝膽功能，並且預防膽結石。

男性膽鹼的 RDA 為 550 毫克，女性為 425 毫克（孕婦為 450 毫克，哺乳期婦女為 550 毫克），而共識建議則為每天 550 毫克。

維生素 C

維生素 C 又稱為抗壞血酸，是另一種水溶性營養素。雖然它在酸性溶液中相當穩定，但它通常是最不穩定的一種維生素，對氧非常敏感，它的效力可能因暴露於光、熱或空氣而流失，所有這些都會刺激氧化酶的活性。

維生素 C 的主要功能是維護身體的膠原蛋白，是鞏膜（所謂的眼白）形成時的必需蛋白質。根據維生素 C 對近視發展的影響，有一個學派主張，由於維生素 C 可以強化鞏膜，因此在長時間缺乏維生素 C──特別是在生長期，可能會削弱鞏膜結構，因而使眼睛內部的壓力擴張眼睛的長度，進而導致近視。

維生素 C 在傷口和燒傷的癒合中可發揮療效，因為它有助於疤痕形成結締組織，還有助於紅血球細胞的產生和預防出血。此外，維生素 C 可以抗細菌感染，減少一些過敏原的影響，所以經常被用於預防和治療感冒。

維生素 C 存在於大多數新鮮水果和蔬菜中，天然維生素 C 膳食補充品來自如玫瑰果、西印度櫻桃、青椒和柑橘類水果。在攝

取適量維生素 C 後，血液中的抗壞血酸值會達到最高值約二、三個小時，然後隨著尿液和汗水排出維生素 C 後，血液內的維生素 C 值會減少，大多數維生素 C 會在三到四個小時內離開身體。

由於維生素 C 被公認為「應激維生素」，所以在壓力條件下，維生素 C 的消耗量更是快速。人類、猿類和天竺鼠是唯一必須從食物中獲得維生素 C 的動物，因為這些生物無法單靠合成來滿足其生物上的需求。抗壞血酸很容易從胃腸道吸收後進入血液，而影響其吸收的兩個因素是維生素的使用方式和腸道內存在的其他物質。以正常的人體而言，當完全飽和時，體內大約含有約 5,000 毫克的維生素 C。

我們眼睛房水所含的維生素 C 值比血漿高出二十六倍，而晶狀體的營養素很重要，取決於含水液體內的營養素，因此，一般認為體內的維生素 C 值應該維持或隨著年齡增長而增加，以維持清晰健康的晶狀體是有其道理的。

成年男性維生素 C 的 RDA 為 90 毫克，成年女性為 75 毫克（孕婦為 85 毫克，哺乳期婦女為 120 毫克），共識建議為 500 毫克。然而，萊納斯・鮑林（Linus Pauling）博士建議大多數成人每日最佳的維生素 C 攝取量為 2,300 毫克至 9,000 毫克。這個廣泛的劑量範圍考量到體重、活動量、新陳代謝、疾病和年齡的差異。大量攝取維生素 C 通常不會產生毒性症狀，因為身體只會將沒有利用到的維生素 C 排出。然而，每天攝取 5,000 毫克至 15,000 毫克，對某些人可能會造成副作用。維生素 C 典型的毒性症狀包括排尿時有輕微的灼熱感、腹瀉和皮疹。

小蘇打和使用銅器皿烹煮都會破壞維生素 C，維生素 C 缺

乏的徵兆包括呼吸急促、消化不良、泌乳困難、牙齦出血、牙齒琺瑯質或牙本質變弱、瘀傷、腫脹或關節容易疼痛、流鼻血、貧血、對感染的抵抗力降低，以及傷口癒合緩慢，嚴重缺乏會導致壞血病。

維生素 D

維生素 D 是一種脂溶性維生素，可以從食物和暴露於陽光下獲得，它被稱為「陽光維生素」，因為太陽的紫外線可以啟動位於皮膚中的一種膽固醇，將這種物質轉化為維生素 D。雖然維生素 D 通常被稱為維生素，但實際上它不是必需膳食維生素，因為暴露在陽光下的任何哺乳動物其體內就可以自行合成足夠數量的維生素 D。然而，維生素 D 符合維生素的定義，因為它是一種有機化合物，是有機體必需的微量重要營養素。

維生素 D 有兩種形式，維生素 D_2（麥角鈣化固醇）大多存在於某些蔬菜中，而 D_3（膽鈣化固醇）則存在於一些動物中。D_3 的生物可利用率較高，大約比 D_2 高 70％。很多時候，醫生會建議每天攝取 50,000 IU 的維生素 D_2 長達一週，但如果沒有持續攝取，不久體內的維生素 D 值會再次下降，然而維生素 D_3 比較容易吸收，因此可以讓血液中的維生素 D 值更有效地進入正常的範圍。

維生素 D 有助於腸道吸收鈣，以及骨骼形成時所需的磷分解和同化。在黏膜中，它有助於參與主動運輸可用鈣酶的合成。維生素 D 是兒童正常生長的必需維生素，可以促進骨骼和牙齒的鈣化；成年人也可以從補充維生素 D 中獲益，因為大多數人大部分時間都待在室內。它也可以維持穩定的神經系統、正常的心臟機

能和正常的血液凝固，因為所有這些功能都與身體的鈣和磷的供應與利用有關。

當維生素 D 與維生素 A 一起攝取時，身體可達到最佳的利用率。適量的魚肝油（如鱈魚肝油）是維生素 A 和 D 的最佳天然來源，儘管大部分身體的維生素 D 需求量可以經由充分暴露在陽光下得到滿足（夏日陽光照射一天平均為十五到二十分鐘）。然而，陽光對皮膚的作用可能因空氣汙染、雲層、窗戶玻璃和衣服等因素受到阻礙。成年人維生素 D 的 RDA 設定在 600 IU，大於或等於七十歲的成年人則要增加到 800 IU，共識建議的範圍從每天 2,000 IU 到 5,000 IU 不等，絕大多數當局認為每天 2000 IU 為安全有效的劑量。

作為一種脂溶性維生素，意味著維生素 D 可以儲存在體內。血液中的維生素 D 如果含量過高，往往會導致血液中的含鈣和磷值升高，以及從尿液排出過多的鈣，造成一種名為高鈣血症的症狀，也就是導致軟組織和血管及腎小管壁鈣化。過量的急性症狀是排尿次數增多、食欲不振、噁心、嘔吐、腹瀉、肌肉無力、頭暈、疲倦和心臟、血管和肺部軟組織鈣化，不過這些症狀會在停止服用維生素 D 補充品後數天內消失。

人們普遍認為，大多數成年人缺乏維生素 D，特別是那些極北和極南緯度的人，尤其是非裔美國人。缺乏維生素 D 會導致腸道對鈣的吸收不足，並且促使磷滯留在腎臟中，軟骨無力難以承受身體重量的壓力進而造成骨骼畸形。佝僂病是兒童的一種疾病，導因是維生素 D 缺乏的直接後果。成人也可能發生佝僂病，又名為軟骨病（osteomalacia）。研究指出，維生素 D 缺乏甚至可

能是近視的成因，這種維生素和鈣之間的不平衡可能是近視的根源，而其他可能的眼部影響包括圓錐角膜、結膜炎、白內障和動脈粥狀硬化等症狀。

維生素 E

維生素 E 是指一組包含生育酚和生育三烯酚的八種脂溶性化合物，這八種形式分為兩組：四個生育酚和四個生育三烯酚。它們的識別首碼 α、β、γ 和 δ，而 α-生育酚是北美飲食中最常見的形式。作為一種抗氧化劑，它有助於抑制脂肪在經歷氧化時形成活性氧的形式，其中 α-生育酚是最有效的，同時也具有最大的營養價值。生育酚在冷榨植物油，全種子和堅果以及大豆中的濃度最高。從歷史上來看，小麥胚芽油是獲得維生素 E 的第一個來源。

目前的科學逐漸揭示生育三烯酚日益重要的作用，關於維生素 E 的論文比例很少探討生育三烯酚，但至今這類的研究有增加的趨勢。許多研究證實，生育三烯酚具有抗氧化、抗血膽固醇、抗動脈粥狀硬化、抗癌、抗腫瘤、抗高血壓、調節免疫和保護神經等性質。一些研究顯示，生育三烯酚具有抑制 HMG-CoA 還原酶的活性的能力（類似於他汀類藥物的作用），因此在保護神經元免於受損和降低膽固醇方面具有特殊的作用，此外，口服生育三烯酚也被認為可以預防與中風有關的腦損傷。

維生素 E 在肌肉的細胞呼吸，特別是心臟和骨骼肌肉中有重要的作用，它使這些肌肉及神經功能能夠以更少的氧氣發揮作用，從而增加其耐力和持久力。它還可以促使血管擴張，讓更多

血液流向心臟和其他器官，它可以用來治療和預防心臟病，並且有助於瓦解動脈血塊。如果在無可挽回的損傷發生之前，用維生素 E 作為一種治療法，對於那些患有動脈粥狀硬化的患者是有所助益，它可以舒緩四肢疼痛，加速血液流動，並且降低凝血的傾向。

此外，維生素 E 有助於抵抗皮膚提早老化，除了口服外，將維生素 E 塗抹在皮膚上一樣有效，因為它可以修復皮膚表皮層的細胞。在老化過程中，維生素 E 也可以延緩代謝的過程。

維生素 E 治療法對許多其他病症也有效益，其中包括滑囊炎、痛風、關節炎、靜脈曲張、靜脈炎、腎炎甚至頭痛，此外，它在對抗身體表面和體內疤痕組織的形成也很有效；其軟膏形式可用於燒燙傷以促進癒合並減少疤痕形成；作為利尿劑，維生素 E 有助於降低升高的血壓；它還可以預防空氣、水和食物等許多環境毒素的破壞性影響。

有幾種物質會干擾或甚至造成維生素 E 耗損，例如當鐵（特別是無機形式）與維生素 E 一起服用時，這兩種物質的吸收力都會受損。飲用水中的氯、氯化鐵、酸敗脂肪和無機鐵化合物會破壞體內的維生素 E；作為瀉藥的礦物油也會損耗維生素 E。飲食中大量多元不飽和脂肪或油脂會增加維生素 E 的氧化速率。因此，消耗愈多的不飽和脂肪或油脂，維生素 E 的需求量也就愈多。

維生素 E 缺乏的第一個徵兆是紅血球細胞破裂，這是由於細胞變得更脆弱的結果。維生素 E 太少可能削弱細胞膜的穩定性，以及減少膠原蛋白生成，而且可能出現肌肉耗損或異常脂肪累積在肌肉中的趨勢，以及對氧的需求量增加，必需脂肪酸可能會產

生變化，進而使血球細胞分解與血紅蛋白形成受損。此外，身體利用幾種胺基酸的能力會因缺乏維生素 E 而受到損害，腦下垂體和腎上腺的功能水平也會因此受損；另外，鐵的吸收和血紅蛋白的形成也可能受到影響；嚴重的缺乏可能會對腎臟和肝臟造成傷害；長期缺乏維生素 E 會導致脂肪和脂溶性維生素吸收不良。

成人維生素 E（天然 α- 生育酚）的 RDA 為 22 IU，包括孕婦（哺乳期女性為 28 IU），共識建議則為每日 200 IU。研究人員估計，有超過 80% 的美國人並未從他們的飲食中獲得最少的維生素 E 需求量。卓越的維生素 E 研究專家貝瑞・譚（Barrie Tan）博士指出：「維生素 E 缺乏可能會使我們更容易罹患動脈粥狀硬化或與氧化自由基增加有關的疾病。變節激進的分子可能在所有細胞中橫行，破壞脂質、蛋白質和 DNA，而透過消除氧自由基，維生素 E 可作為一種抵抗氧化應激的防護策略。」

維生素 K

維生素 K 主要有三種，K_1 和 K_2 是腸道內可以製造的脂溶性營養物質，維生素 K_3 則為合成形式，用於治療因缺乏膽汁無法利用天然存在的維生素 K 患者。

如果飲食中含有優酪乳或發酵乳如克菲爾（kefir），那體內或許可以製造足夠的維生素 K，而不飽和脂肪酸與低碳水化合物的飲食可以增加腸道製造維生素 K 的數量。

維生素 K 在膽汁或膽汁鹽的協助下在上腸道被身體所吸收，然後輸送到肝臟內形成促凝血酶，這是一種血液凝固所需的化學物質，並且與幾種蛋白質有關。維生素 K 也有參與磷酸化的過

程，其中磷酸鹽會與葡萄糖結合，並且通過細胞膜轉化為糖原；它也是肝功能正常運作的必要維生素，同時也是長壽的重要因素。維生素 K 有助於保持骨骼中的鈣質，並且預防鈣在血管中積聚──這一點極為重要，因為大多數斑塊是來自於鈣。

維生素 K 在體內的儲存量非常少，並且在使用治療劑量後就會大量排出體外，其天然的來源包括海帶、紫花苜蓿、綠葉蔬菜和綠色蔬菜；牛奶、優酪乳、蛋黃、黑糖蜜、紅花油、魚肝油等多元不飽和油也是很好的來源；而維生素 K 最可靠的供應來源是腸道細菌。然而，冷凍食品、酸敗脂肪、輻射、X 射線、阿斯匹靈和工業空氣汙染都會破壞維生素 K；過量使用抗生素也會破壞腸道菌群；攝取礦物油則會導致維生素 K 迅速排出體外。

成年男性維生素 K 的 RDA 為 120 微克，成年女性為 90 微克，共識建議則是每天 500 微克。

微量營養素──礦物質

礦物質是存在於身體和食物中的有機和無機組合的微量營養元素，其中大約有十六種礦物質是適合人體的必要營養素，且幾乎大部分對眼部健康方面都有重要的影響。儘管礦物質僅占人體體重的 4% 至 5%，但它們對整體的身心健康至關重要，生物的所有組織和內部流體皆含有不同數量的礦物質。礦物質是骨骼、牙齒、軟組織、肌肉、血液和神經細胞的組成元素，它們在維持生

理過程、加強骨骼結構,以及維護心臟、腦部和所有肌肉與神經系統的活力方面都很重要。

值得注意的是,體內所有礦物質的作用是相互關聯,沒有任何一種礦物質的功能可以獨立作業而不影響其他。此外,身體和情緒壓力可能會使體內礦物質的供應產生過度耗損。缺乏礦物質往往會導致疾病,不過,大多數人在透過飲食中補充缺少的礦物質後即可康復。

硼

雖然硼不算是必需營養素,但它是一種已知可以保持健康激素值的礦物質,透過激素,硼可能在眼睛健康方面具有一定的作用。早期更年期或接受子宮切除術的婦女很可能在日後發展與年齡相關的黃斑部病變。其原因可分為兩個部分,首先,雌激素促使 HDL 升高,進而將類胡蘿蔔素葉黃素和玉米黃質輸送到眼睛。其次,雌激素有助於保持透明質酸值,如果少了這些,視網膜細胞失去支援,可能會受到代謝影響。因此,如果雌激素值過低,眼睛可能會出現問題。此外,激素值也會影響淚液水平。

一種名為第二型先天性內皮營養不良症的罕見角膜營養不良與 SLC4A11 基因突變有關,而這對細胞內硼的濃度具有一定的作用。

雖然官方沒有硼的 RDA,不過我建議健康成人每天攝入大約 2 毫克。

鈣

　　鈣是身體中最豐富的礦物質，你或許已經知道，體內大部分的鈣沈積在骨骼和牙齒，其餘則是存在於軟組織中。若要正常運作，鈣必須配合鎂、磷與維生素 A、C、D 以促進健康的血液，緩解失眠，並且調節心跳，對於心血管健康方面，搭配鎂是非常的重要。鈣有助於凝血過程、預防血液中過多的酸或鹼累積，它對肌肉生長、肌肉收縮和神經傳導也有作用；鈣有助於身體利用鐵，激活幾種酶，並且在營養物質通過細胞壁的過程中擔負重任。

　　身體吸收鈣的效率相當差，大約只有 20％ 至 30％ 攝入的鈣能被身體所吸收。然而，當身體需要更多的鈣時，身體的鈣吸收率就會增加。當人在快速成長期間，鈣的吸收率也會增加。鈣的使用取決於體內是否有足夠的維生素 D，因為維生素 D 會與甲狀旁腺激素一起發揮作以調節血液中的鈣含量。磷的需求量至少要與鈣相等；維生素 A 和 C 也是鈣吸收時的必需營養素；另外，攝取適量的脂肪和大量的蛋白質也有助於鈣的吸收。

　　某些物質會抑制鈣的吸收，當過量的脂肪與鈣結合時，結果則是不溶性的化合物無法被身體利用。鈣與草酸（如食物中的巧克力、菠菜和大黃等）結合會產生另一種不溶性化合物，進而可能造成腎臟或膽囊形成結石；其他干擾因素為缺乏運動、壓力過大，以及食物通過腸道的速度太快。

　　鈣缺乏的初期症狀之一是一種名為手足抽搐症（tetany）的神經病痛，其特徵在於肌肉痙攣、麻木、手臂和手刺痛，以及眼瞼抽搐。體內缺乏鈣可能導致骨骼畸形，造成兒童佝僂病和成人軟骨症。另一種因鈣缺乏導致的疾病是骨質疏鬆症，也就是鈣從骨

頭和身體其他區域流失的速度比儲存的速度還快。

還有一種可能與長期攝取過量鈣有關的「過度鈣化」症狀，這種情況可能導致腎結石、二尖瓣病變和小血管鈣化（包括眼睛）。值得注意的是，因過量膽固醇引起的大多數斑塊實際上內含的鈣（超過50%）比膽固醇（3%）多更多，其中助長這問題最常見的鈣形式可能是來自廉價補充劑中的鹼性鈣。不幸的是，大多數鈣補充劑含有磨碎的珊瑚、白雲石或蛋殼，這些來源不僅難以吸收，而且由於其為強鹼性，可能對身體的自然平衡狀態造成問題。

鈣補充劑是安全的，條件是使用正確形式的酸化鈣與所有輔因子一起進行全方位的補充，以增強其吸收率。好的鈣補充品應該含有螯合鈣和鎂，同時也要含錳、硼、銅、鋅和鍶等輔助吸收因子。最後，這些補充品要與餐點一起吃，如果你有確實做到，那麼適當的鈣補充劑則會持續提供你過去幾十年在數百項研究中所顯示的許多健康益處。

五十歲以下的成人，鈣的 RDA 為 1000 毫克，五十一歲以上的成年，RDA 則為 1200 毫克，在一般標準的綜合維生素中，鈣的含量通常只有 100 毫克。當然，如果你是針對 RDA，那你則需要更多的攝取量，這時你可以透過單獨補充來補足其中的差距。

鉻

鉻是一種必需的礦物質，可以刺激參與葡萄糖代謝產生能量的酶活性，並且能夠合成脂肪酸和膽固醇，它似乎也會增加胰島素的有效性，從而促進葡萄糖轉運到細胞中。在血液中，它會與

鐵在蛋白質運輸方面相互競爭，而鉻也可能透過與 RNA 分子結合的作用參與蛋白質的合成。

鉻的來源包括蛤蜊、全麥穀物和肉類，水果和蔬菜則含有微量，而啤酒酵母是一種沒有高碳水化合物攝取量或高膽固醇值問題的可靠供應來源。人體大約只含有 3% 的膳食鉻，而且體內的儲存量會隨著年齡增長而減少。

缺乏鉻可能會破壞胰島素的功能，並且導致糖尿病患者生長速度減緩和葡萄糖嚴重不耐受，而且一般認為，鉻和胰島素的交互作用不限於葡萄糖代謝，這同時還會影響胺基酸代謝。同樣，由於鉻可能抑制主動脈斑塊形成，因此鉻不足很可能助長動脈粥狀硬化，另外，鉻缺乏也被證實是近視發展的一個因素。

對於五十歲以下的成年男性，鉻的 RDA 為 35 微克，五十歲以下的成年女性則為 25 微克；對於五十一歲以上的成年人，男性女性則從這些 RDA 中分別各自降低 5 微克。孕婦的建議劑量為每日 30 微克，哺乳期的婦女為 45 微克；共識建議則是每日 200 微克。

銅

銅是一種微量礦物質，這意味著它對健康極為重要，但只需要很少的量。當多餘的銅累積時，它會被儲存在眼睛、大腦、腎臟和肝臟中。不過，過量的銅積聚在肝臟時會引起肝硬化，這是一種嚴重危及生命的疾病。

威爾森氏症是一種可治療的遺傳性疾病，其中身體累積太多的銅。由於各種食物中的銅含量不一，光靠飲食限制不足以控制

威爾森氏症，因此，如果你患有這種疾病則要盡可能避免富含銅的食物。富含銅的食物包括肝、牡蠣、芝麻、可可粉、堅果類、魷魚和向日葵種子。

短期銅攝取過量會導致痙攣、腹瀉和嘔吐，長期則可能導致抑鬱、精神分裂症、過度緊張、衰老和失眠。為了吸收銅，胃需要呈酸性，因此抗酸劑、牛奶和雞蛋蛋白都會干擾銅的吸收。

銅和鐵代謝之間的關係早已確認，銅缺乏會增加膳食鐵的吸收力，這好像是一種增加線粒體鐵生產的補償機制。

成年人的 RDA 應該為 900 微克（孕婦為 1,000 微克，哺乳期婦女為 1,300 微克）。

鐵

鐵是血紅蛋白很大的一部分，鐵也是肌紅蛋白的一部分，有助於肌肉細胞儲存氧氣。體內沒有足夠的鐵，ATP 則無法正常合成。因此，一些缺鐵的人即使血紅蛋白值正常，但還是會覺得疲勞。雖然鐵是抗氧化酶過氧化氫酶的一部分，不過鐵通常不被認為是抗氧化劑，因為太多的鐵可能會導致氧化損傷。

最容易吸收的鐵形式存在於牡蠣、肉類、家禽和魚類，稱為「血紅素」鐵，而非血紅素的鐵較不易吸收，存在於乾果糖蜜、綠葉蔬菜和葡萄酒等這些食物中。另外，在鐵鍋中烹煮酸性食物（如蕃茄醬）也可成為膳食鐵的一種來源。

一般大腦老化和某些神經變性變化與視網膜的病理和生理變化有相同的共通點，其中包括線粒體功能障礙、氧化應激和鐵失衡。事實上，許多器官在血紅蛋白值改變之前，在形態上、生理

學上和生物化學方面就已顯而易見。血紅素在線粒體中合成，而合成衰退就表示鐵在老化的過程中流失。

素食主義者比非素食主義者攝取的鐵量更少，而且他們吃下的鐵質較不易吸收。因此，素食者體內鐵的儲存量很可能減少，然而，缺乏鐵的起因並不是只有膳食而已，一些潛在的原因，如月經失調也可能導致缺鐵。

以下幾個因素也可能導致缺鐵，其中包括懷孕、馬拉松賽跑、寄生蟲感染、痔瘡、潰瘍、潰瘍性結腸炎克隆氏症、胃腸道癌症和其他導致失血或吸收不良的情況。然而，以上這些群體的人不應該擅自服用鐵補充劑。疲勞，是缺乏鐵的第一個症狀，但很可能源自許多其他因素。營養師應該先評估是否需要補充鐵劑，因為當不需要鐵時而補充鐵，反而對身體會造成傷害。

如果經實驗室測試證實鐵缺乏，那麼補充鐵則必不可少，而且醫生也必須確定原因，通常並不太嚴重（如正常的月經失血或捐血）。不過，不定期缺鐵很可能是潰瘍，甚至是結腸癌的徵兆。許多絕經前的婦女也會有輕微缺鐵，除非她們有補充鐵。即便如此，大多數綜合維生素補充品中存在的 18 毫克鐵通常已經足夠。

鐵的攝取量增加會促使心臟病和視網膜血管問題的風險增加，一般來說，大多數鐵可以透過良好的飲食累積，而且通常不需要使用鐵補充劑。

五十歲以下成年男性鐵的 RDA 為 8 毫克，五十歲以下成年女性鐵的 RDA 為 18 毫克（孕婦為 27 毫克，哺乳期婦女為 9 毫克），對於所有五十一歲以上的成年人鐵的 RDA 則為 8 毫克。

鎂

　　鎂是一種重要的礦物質，占身體總重量大約 0.5%，其中供應身體的量有將近 70% 位於骨骼，與鈣和磷在一起，而軟組織和體液中則有 30%。

　　鎂涉及許多重要的代謝過程，大部分體內的鎂存在於線粒體內，在此其將代謝碳水化合物和胺基酸所需的酶激活。中度鎂缺乏的情況很常見，特別是非洲裔美國人，而且還會增加罹患高血壓和糖尿病的風險。證據顯示，鈣和鎂之間的平衡尤其重要，如果鈣攝取量很高，這時鎂的攝取量也必須提高。為了力抗鈣的刺激作用，鎂在神經肌肉收縮、緩和症狀如眼瞼抽搐中具有重要的作用。

　　身體對鎂的需求量進一步受到飲食中蛋白質、磷和維生素 D 的影響，而且當膽固醇值升高或蛋白質攝取量提高時，體內對鎂的需求量也會相對增加。鎂有助於促進其他礦物的吸收和代謝，以及維生素 B 群和維生素 C 與 E 的利用，同時也有助於調節體內的酸鹼值平衡。它可以支持骨骼生長，是神經和肌肉功能正常的必需營養素。此外，鎂也是將大腦和視網膜中最主要的必需脂肪酸轉化為 DHA 的礦物質之一。經研究證實，它還可以保護 DNA，因為礦物質對端粒酶活性極為重要，端粒酶是負責端粒延長的酶，而這與長壽和細胞的活力有關。

　　許多食物都含有鎂，但主要存在於新鮮的綠色蔬菜中，因為它是葉綠素的重要元素，而其他優質的來源為未加工的小麥胚芽、大豆、無花果、玉米、蘋果和富含油的種子和堅果類，特別是杏仁。根據估計，典型的美國飲食大約提供每日 120 毫克的

鎂。大量的鎂可能具有毒性，特別是如果鈣攝取量很低而磷攝取量很高。體內多餘的鎂通常可以充分排出體外，不過在腎衰竭的情況下，由於排出的速度變慢很多，所以產生的毒性會更大。

鎂缺乏最常發生在酗酒者、糖尿病患者、胰腺炎患者或腎功能衰竭，以及熱衷高碳水化合物飲食的人。缺乏鎂與冠心臟病有關，因為它會導致心臟和大腦內的凝塊形成，並且可能助長鈣沈積。鎂缺乏的症狀為焦慮不安、肌肉抽搐、震顫、混亂和迷失方向。缺乏鎂也可能是內皮功能障礙的一個因素，從而可能導致動脈粥狀硬化的發展。

三十歲以下成年男性鎂的 RDA 為 400 毫克，三十歲以上則增加至 420 毫克；成年女性三十歲以下鎂的 RDA 為 310 毫克（孕婦為 350 毫克，哺乳期婦女為 310 毫克），其中三十一歲以上者則為 320 毫克（孕婦為 360 毫克，哺乳期婦女為 320 毫克）。

錳

錳是健康皮膚、骨骼和軟骨形成的必需營養素，並且在葡萄糖耐受方面具有作用。體內錳含量不足會使線粒體氧化劑增加和隨後的線粒體衰變。

錳缺乏的情況很罕見的，不過有些患有骨質疏鬆症的個體會有低血鉀的現象，這種可能與葡萄糖耐受力受損以及碳水化合物和脂肪代謝改變有關。

錳存在於堅果類、小麥胚芽、小麥麩皮、綠葉蔬菜、甜菜、鳳梨和種子類。

究竟大多數人是否能從錳補充品中受益答案目前仍不明朗，

存於補充品中的含量（2 毫克至 10 毫克）不具有毒性，但攝取過量錳可能導致癡呆症和精神病症狀等罕見副作用。研究顯示，肝硬化患者可能無法正常將錳排出體外，除非有更多資訊，不然這些人不應該補充錳。另外，有幾種礦物質，如鈣和鐵，或許還有鋅，都可以降低錳的吸收力。鋅、銅和錳有助於一種重要抗氧化酶超氧化物歧化酶的形成。

成年男性錳的 RDA 為 2.3 毫克，成年女性為 1.8 毫克（孕婦為 2.6 毫克，哺乳期婦女為 2 毫克）。

鉀

鉀是人體中最常見的元素之一，身體中鉀的含量與硫和氯相等，只是主要的礦物質以鈣和磷的含量最多。

鉀在神經元功能與影響細胞與間質液之間的滲透平衡具有重要的作用，同時它還可以防止肌肉攣縮。體內缺乏鉀可能導致一種名為低鉀血症的潛在致命疾病，這通常是由於嘔吐、腹瀉或排尿增加引起的。鉀缺乏的症狀包括肌肉無力、麻痺性腸阻塞、心電圖異常、反射反應下降，在嚴重情況下則是呼吸癱瘓、鹼中毒和心律失常。

在健康的人群中缺鉀的病例很罕見，富含鉀的食物包括歐芹、杏桃乾、奶粉、巧克力、各種堅果（特別是杏仁和開心果）、土豆、竹筍、香蕉、酪梨、大豆和麩皮，不過，大多數水果、蔬菜、肉類和魚類的含量就已經足夠。

在動物的高血壓研究中顯示，高鉀飲食可以降低高血壓和中風的風險（透過不受血壓控制的機制），而鉀缺乏再加上硫胺素

攝取量不足則會引發老鼠心臟病。

患有腎臟疾病的個體可能會因為高鉀飲食而對健康產生不利的影響；透過腎透析進行治療的患者（洗腎患者）則必須遵守嚴格限制鉀的飲食，因為腎臟控制鉀的排泄，而鉀（高鉀血症）的積累可能會引發致命的心律失常。

鉀的成人每日建議量為 4.7 公克（孕婦為 5.1 公克）。

硒

硒是體內少量存在的必需礦物質，它在一些代謝作用、促進身體正常生長和生育能力方面與維生素 E 密切合作。硒是一種天然抗氧化劑，特別是作為一種多元不飽和脂肪酸的抗氧化劑，它似乎可以保持組織的彈性，預防組織蛋白固體化。

硒存在於穀類的麩皮和胚芽、蔬菜如綠花椰菜、洋蔥和蕃茄，以及鮪魚之中。我們的肝臟和腎臟中的硒量比肌肉中的硒量高出大約五倍。通常硒會透過尿液排出，如果糞便中存有硒，這即是吸收不當的徵兆。

成人硒的每日建議量極微小，這是由於在生物化合物方面，硒很可能會取代硫，並且抑制某些酶的作用。純硒的形式可能具有毒性，所以使用補充劑應該小心謹慎。雖然低劑量硒被認為可用於預防白內障，但實際上已經發現較高劑量反而還會誘發。另外，缺乏硒與癌症風險增加及免疫系統下降也有關係。

由於硒可以保持組織彈性，因此缺乏這種礦物質可能會助長提早老化。這對於晶狀體具有重要的意義，因為它會隨著年齡增長而變得愈來愈沒有彈性。

成人硒的 RDA 為 55 微克（孕婦為 60 微克，哺乳期婦女為 70 微克）。

鈉

鈉主要存在於細胞外的液體中，包括血管內的血液和細胞周圍的間質流體，其他的鈉則存在於骨骼之中。鈉與鉀攜手運作以平衡血液的酸鹼值並調節體內的水分。鈉和鉀也參與肌肉的收縮和擴張，以及神經的刺激。鈉的另一個重要功能即是維持其他礦物質在可溶性的狀態，這樣才不會在血液中形成沈積物；它有助於清除體內的二氧化碳，支持消化，以及在胃分泌鹽酸的過程中發揮作用。此外，它與氯的聯合作用可以改善血液和淋巴的健康。

幾乎所有的食物中都含有鈉，而且食鹽中顯然就有氯化鈉。在海鮮、胡蘿蔔、甜菜、家禽和肉類中都含有高濃度的鈉，而海帶是膳食中鈉的一種優質補充來源。

鈉沒有明確的膳食要求，但是一般來說，通常我們平時的攝取量遠遠超過需求量，一般美國人每天的總攝取量為 9 克至 25 克。飲食中過量的鈉可能會導致鉀從尿液中流失，體內異常液體滯留，並且伴隨著頭暈，以及雙腿或臉部腫脹。過量的鈉飲食也會助長血壓升高，而降低鈉攝取量最簡單的作法是去鹽，以及減少膳食中麵包的攝取量。

美國食品和藥物管理局建議每日攝取量不要超過 2.3 公克，五十歲以上的人以及患有糖尿病或腎臟疾病的患者，每天攝取量不得超過 1.5 公克。

鋅

鋅是一種必需微量礦物質，除了鐵之外，它是體內含量最多的微量礦物質。我們人體內大多含有 1.8 公克的鋅，而鐵則是 5 公克。

鋅具有多種功能，它與維生素，特別是維生素 A 和 B 群的正常吸收和作用有關它是至少二十五種參與消化和代謝的酶的組成成分。它是胰島素和分解酒精所需酶的元素，它在碳水化合物消化和磷代謝中也具有作用，同時它在一般的生長發育、前列腺運作、傷口和燒傷的癒合，以及 DNA 的合成都具有重要的功能。

鋅就如同鎂，是一種強效的抗發炎礦物質，儘管它主要的功能以改善免疫系統運作和功能著稱。隨著人們年齡增長，鋅變得愈來愈重要，因為日久免疫功能障礙和發炎症狀的情況會變得更加明顯。

所有微量元素的最佳來源是天然未經加工的食物，特別是在有機富含土壤中生長的食物，蛋白質、全穀物、啤酒酵母、麥麩、小麥胚芽和南瓜籽通常都含有大量的鋅。

鋅是相對無毒性，儘管中毒可能是由於食物儲存在鍍鋅的容器中而引起的。當鋅攝取量過高時會干擾銅的利用率，並且造成鐵代謝不完全。值得注意的是，當膳食中添加鋅時，維生素 A 也需要更多的量。

許多補充品在其配方中會使用氧化鋅（zinc oxide），但這種鋅的生物活性最少也最難吸收，而且必須與適量的銅組合以避免嚴重的反應。單蛋胺酸鋅（Monomethionine zinc）形式的生物利用度最高，且不會干擾銅的吸收力。

成年男性鋅的 RDA 為 11 毫克，成年女性為 8 毫克（孕婦為 11 毫克，哺乳期婦女為 12 毫克），共識建議為 25 毫克，最多不超過 40 毫克。

 ## 其他有益的物質

　　如你所知，許多主要營養素和微量營養素對身體健康極為重要，更具體地說，也就是對眼睛保健很重要。除了我們之前探討的維生素、礦物質和其他化合物之外，其實還有大量天然物質都有益於我們的健康和視力保健。

乙醯左旋肉鹼（ALC）
　　乙醯左旋肉鹼（Acetyl-L-carnitine）是一種胺基酸左旋肉鹼的形式，它將 Omega-3 長鏈脂肪酸送至線粒體，並且將小鏈和中鏈脂肪酸運出線粒體，以維持細胞內正常的輔酶 A 的含量，這對維護視網膜的健康特別重要，因為視網膜細胞內含有大量的線粒體。

　　隨著年齡增長體內 ALC 含量可能會下降，但由於它不是必需營養素，所以不會出現真正不足的症狀。大多數關於乙醯左旋肉鹼的研究都使用每日三次 500 毫克的劑量，而有一些研究則使用這個劑量的兩倍。服用乙醯左旋肉鹼的副作用很少見，不過服用過量則有皮膚皮疹、食慾增加、噁心、嘔吐、焦躁和身體產生異味等案例。

ALC 每日的建議劑量為 200 毫克。

生物類黃酮

生物類黃酮曾經被稱為維生素 P，屬於水溶性，大多存在於含有維生素 C 且色彩鮮艷的蔬果中。生物類黃酮首次發現存在於柑橘類的皮和果實之間的白色部分，事實上，柑橘類水果可食用的部分所含的生物類黃酮是果汁的十倍以上。生物類黃酮的來源包括檸檬、葡萄、李子、黑醋栗、葡萄柚、杏桃、蕎麥、櫻桃、黑莓和玫瑰果。

生物類黃酮有助於身體吸收和使用維生素 C，它們協助維生素 C 維護膠原蛋白的健康，同時還具有增強微血管強度與調節其滲透性的能力。這些作用有助於預防微血管和結締組織出血和破裂，並建立免於感染的保護屏障。透過使用維生素 C 生物類黃酮補充品，視網膜出血的情況或許可以改善一些。雖然生物類黃酮尚未被證實其效益是由於它們的抗氧化能力，但它們似乎將鐵和銅離子與特定的蛋白質螯合（綁定），從而限制自由基的產生，這可能對黃斑部病變患者非常有益。此外，生物類黃酮許多的生物學作用與其調節細胞信號的通路能力有關，這種功能對遺傳性退化性疾病風險較高的患者，包括黃斑部病變和阿茲海默症是非常的重要。

生物類黃酮的吸收和儲存性質、日常需求量、缺乏的症狀和身體利用率都和維生素 C 類似。

類胡蘿蔔素

　　類胡蘿蔔素是一種主要存在於植物中黃色、橙色或紅色的脂溶性營養素，雖然類胡蘿蔔素分為好幾類，對眼睛專家最熟悉的是維生素原 A 類胡蘿蔔素和非維生素原 A 類胡蘿蔔素——換句話說，就是那些可以和無法轉化為維生素 A 的營養素。到目前為止，我們已經確定大約 600 種以上的天然類胡蘿蔔素，這些都是來自於植物、藻類和細菌。動物體內似乎不能自行合成類胡蘿蔔素，但卻將它們用於多種用途，其中包括膚色，因此必須從食物中獲得。在視網膜中僅有兩種常見的類胡蘿蔔素：葉黃素和玉米黃素，而在中央視網膜內也有第三類胡蘿蔔素消旋玉米黃素（meso-zeaxanthin），但通常不會透過飲食攝取。

　　類胡蘿蔔素葉黃素、玉米黃素和消旋玉米黃素是呈黃色的黃斑色素，這些在眼睛和周圍沈積的黃色部分稱為中央凹，這個區域的狀況可以作為黃斑部病變或黃斑點的基本臨床描述依據。這些類胡蘿蔔素在這個區域有兩個主要功能，首先，它們將高能藍色波長的可見光在到達光感受器之先過濾掉，透過被動吸收這些波長，這些黃斑色素可以抑制光氧化對組織的傷害。其次，這些黃斑色素具有抗氧化作用，可以直接保護視網膜免於受到活性氧引起的損傷。換句話說，黃斑色素可以定位為眼睛的「內建太陽眼鏡」。

　　測量黃斑色素吸收或過濾藍光的能力是以黃斑色素光密度（MPOD）來測量 MPOD 是黃斑中葉黃素和玉米黃素濃度的光學指標，而且不僅是確定眼睛疾病風險，同時也是檢測視覺功能日趨普遍的一種方法。葉黃素或玉米黃素補充後，MPOD 增加的

程度不盡相同，可能是由於受試者的人口統計學、疾病狀態、飲食、補充療法或其他因素的差異。研究顯示，每天補充高達 140 毫並沒有任何明顯的負面影響。

或許是黃斑色素的過濾藍光能力可以增強視覺，黃斑色素含量高有助於健康個體以及與年齡相關的眼睛疾病患者改善視力、眩光耐受性和恢復力、對比敏感度和畏光度。愈來愈多的證據表明，MPOD 含量低可能是某些與年齡相關眼睛疾病的危險因子，增加 MPOD 可以提供更多的保護以預防導致黃斑部病變的氧化損傷。舉例來說，黃斑部病變的風險因子包括使用菸草、虹膜色素淺、高齡，肥胖和女性，而這些都與 MPOD 含量低有關。

除了存在於黃斑之外，葉黃素和玉米黃素也會儲存在晶狀體中，儘管濃度很低。事實上，晶體氧化是白內障的主要原因，因此讓人聯想抗氧化營養物質可能在預防白內障方面可以發揮作用。研究結果顯示，葉黃素也可能影響免疫反應和發炎現象，由於黃斑部病變具有慢性低程度全身性發炎反應的特徵，因此針對葉黃素在這種疾病的確實療效已從局部的眼睛效應轉為可能的全身性抗發炎功能。

葉黃素和玉米黃素存在於菠菜、羽衣甘藍、綠花椰菜、玉米、青豌豆和青豆等蔬菜中，以及其它食物，包括蛋黃。此外，透過切碎和烹飪上述食物，實際上可以增強葉黃素的生物利用度。然而，單靠飲食很難獲得葉黃素和玉米黃素的效益，因為葉黃素和玉米黃素的化學結構非常相似。玉米黃素是自然界中最常見的類胡蘿蔔素醇之一，它是賦予辣椒粉（由甜椒製成）和藏紅花紅色的色素顏料。螺旋藻也是玉米黃素的豐富來源，可作為一

種膳食補充劑。根據幾項觀察性研究表示，攝取富含玉米黃素食物的人其黃斑部病變的發病率較低。

視網膜中也有消旋玉米黃素，但不像葉黃素和玉米黃素一樣，它不是從肝臟中分離出來，不是在體內生成，也不是衍生自美國傳統飲食。消旋玉米黃素主要是透過葉黃素的酶自然轉化吸收，它是一種強效抗氧化劑，其過濾藍光的效果比之前提及的類胡蘿蔔素更強。一些研究指出，有少部分人其體內葉黃素轉化為消旋玉米黃素的天然轉化酶可能不足，對於這些人而言，補充消旋玉米黃素可以直接強化中央黃斑部的色素密度而不會產生不良的副作用。由於該物質的生物化學性質，市面上所有的消旋玉米黃素補充品都是結合葉黃素和玉米黃素。

干預研究法報告指出，每天 10 毫克葉黃素可以有效改善視力並且降低某些眼睛疾病的風險。一項美國標準飲食的調查顯示，每日的葉黃素攝取量大約為 2 毫克，而大多數當局建議每天攝取 15 毫克至 20 毫克的葉黃素；雖然目前沒有玉米黃素每日建議攝取量，但被診斷為黃斑部病變的患者每日的建議量約為 8 毫克，而每日 2 毫克至 4 毫克則適用於預防保健之用。

蕃茄紅素是另一種重要的色素，它賦予某些水果和蔬菜鮮豔的色彩，並且在光合作用中發揮各種功能，同時保護某些生物免於受到過度的光損傷。蕃茄紅素是許多重要類胡蘿蔔素生物合成過程中關鍵的媒介，其中包括 β-胡蘿蔔素和葉黃素類。有鑑於與 β-胡蘿蔔素和葉黃素類的這種關聯，許多來源表示它對眼睛的健康極為重要。雖然蕃茄紅素並不存在於眼睛中，但這種類胡蘿蔔素對眼睛的保健具有輔助的正面影響。

蝦紅素是海洋生態系統中普遍存在的獨特類胡蘿蔔素，源自於水生微生物和微藻類，蝦紅素可以賦予更高等生物體（如磷蝦、蝦和鮭魚）紅色和粉紅色的色彩。在類胡蘿蔔素中，蝦紅素具有獨特的化學結構，以兩個額外的羥基著稱，其屬性提供比其他類胡蘿蔔素（包括 β-胡蘿蔔素和葉黃素）多十倍以上的抗氧化能力。除了作為一種強效抗氧化劑之外，蝦紅素可以調節核轉錄因子 κB（NFkB），其控制幾乎每個細胞的發炎反應，包括免疫系統、結締組織、血管系統、脂肪組織、眼睛和皮膚的發炎反應。

輔酶 Q_{10}（COQ_{10}）

輔酶 Q_{10} 或 CoQ_{10} 是一種脂溶性化合物，主要是由身體合成，但也可以透過飲食攝取獲得。它是線粒體能量合成的必需化合物，因此在線粒體的內膜中含有高濃度的輔酶 Q_{10}。CoQ_{10} 的主要作用為一種新陳代謝的催化劑，它也可以作為細胞膜和脂蛋白中的抗氧化劑。伴隨著酶的作用，CoQ_{10} 可以加快代謝的過程，提供細胞消化食物、治癒傷口、維持健康肌肉，以及執行無數其他身體功能所需的能量。在心臟和視網膜的能量密集細胞中特別豐富。此外，它在能量消耗量大的心臟和視網膜細胞中含量更是豐富。

作為一種抗氧化劑，輔酶 Q_{10} 很像維生素 C 和 E，有助於消除破壞細胞的自由基，可能在預防癌症、心臟病發作和其他與自由基損傷有關的疾病中發揮作用。它也可以作為一種增強能量和抗老補充品，有助於提高能量和整體的認知功能。由於這種化合物會隨著年齡增長（和某些疾病）而減少，因此一些醫生建議從四十歲開始要每天補充。

輔酶 Q_{10} 的媒介甲羥戊酸（mevalonate）的前體合成會受到一些 β 受體阻滯劑、降低血壓和他汀類藥物的抑制。事實上，他汀類藥物可能使血清內的輔酶 Q_{10} 值降低高達 40％。因此，如果使

自由基和抗氧化劑

所有的抗氧化劑都以類似的方式在體內運作，並且在對抗疾病、感染、提早老化，以及可能因劇烈運動產生不利影響的基本防禦系統中具有重要的作用。

　　許多疾病的根源和老化過程是由一組被稱為自由基或氧化劑的高度活躍物質所引起的，這些被歸類為活性氧或 ROS，這些化合物由兩個或更多個分子以及不成對或額外的電子組成。這種不成對的電子使得化合物變成一種極度活躍和不穩定的自由基，然而，為了尋求穩定，自由基會到處尋找，從穩定的化合物中搶奪電子，進而產生新的自由基，從此引發連鎖反應。透過這種方式，自由基攻擊細胞結構，造成體內細胞和組織受損。常見的攻擊部位是細胞膜內的多元不飽和脂肪酸。自由基攻擊細胞成分，並對身體的細胞和組織造成傷害。受到攻擊的區域往往在細胞膜內的多元不飽和脂肪酸，自由基引起的損傷會改變細胞膜的結構和功能，於是細胞膜無法再將營養物質、氧氣或水輸送到細胞中，或者調節廢物排出。當自由基持續攻擊時會破壞細胞膜，造成細胞

用他汀類藥物，更應定期補充輔酶 Q_{10}——通常每 20 毫克劑量的他汀類藥物就應補充 100 毫克的輔酶 Q_{10}，不過一般人的輔酶 Q_{10} 建議攝取量則為每日 30 毫克就已經足夠。

成分受損，使細胞無法發揮功能。此外，自由基還會破壞線粒體，導致細胞所有能量產生的過程受限或停止。自由基對酶和其他蛋白質的破壞會造成組織建立受阻，並且導致蛋白質碎屑累積。最後，當細胞的遺傳碼被自由基改變時，細胞則無法正常複製，在最好的情況下就是細胞最終死亡；然而，最壞的情況則是細胞突變成癌細胞，事實上，在這個破壞性的過程中會引發許多相關的疾病，從關節炎到心臟病不等。

然而，自由基是不可避免的，它們會在正常的代謝過程中形成，我們也會從攝取一些食物、吸入汙染的空氣和菸草中獲得，而且環境中的輻射和除草劑也會產生自由基。不過幸運的是，身體可以透過抗氧化劑抵抗自由基，這其中包括超氧化物歧化酶（SOD）和穀胱甘肽過氧化物酶等酶；維生素如維生素 C 和 E；類胡蘿蔔素如 β - 胡蘿蔔素；礦物質如鋅和硒；藥草如山桑子和銀杏，以及其他營養物質如半胱胺酸、松樹皮提取物、輔酶 Q_{10} 和生物類黃酮。這些物質可以調解自由基，使它們失去活性，在它們造成不可逆轉之傷害前將它們變成無害性。目前這些抗氧化劑正針對許多重大疾病進行研究中，其中也包括對白內障和黃斑部病變等眼疾的影響。

玻尿酸

　　玻尿酸或透明質酸存在於身體的許多部位，其中包括皮膚、軟骨和玻璃樣液中。因此，它非常適合針對這些領域做生物醫學應用之途。第一個問世的透明質酸生物醫學產品以品牌 Healon（透明質酸鈉 sodium hyaluronate）而聞名，在一九七〇年代最初由 Pharmacia 開發，現在已用於許多類型的眼科手術（角膜移植、白內障手術、青光眼手術和視網膜脫離修復），而其他生物醫藥公司也有生產透明質酸品牌用於眼科手術。多虧其效益，自從其最初的生物醫學用途以來，目前因透明質酸在眼科手術中受益的患者估計大約有二億五千萬人以上。

　　由於透明質酸保水性良好，因此它被建議在玻璃體剝離的情況下用來補充玻璃體液。隨著老化，人的眼睛會失去透明質酸，所以補充可能是一個很好的作法。其他營養因子如紫錐花、葡萄籽提取物，肌醇六磷酸酯和槲皮素有助於穩定透明質酸，並且可以預防其受損。

　　目前玻尿酸並沒有每天建議的攝取量，在十八歲以上的成年人中，每天進餐時口服一次或兩次 50 毫克的玻尿酸。乾眼症則使用 0.2％的玻尿酸眼藥水，每日三至四次，治療時間長達三個月。

乳鐵蛋白

　　乳鐵蛋白（LF，lactoferrin）是牛奶中一種結合鐵的蛋白，它是淚膜含水層的主要糖蛋白成分。乳鐵蛋白在眼睛中具有多種功能，其中包括抗發炎作用、平衡淚膜脂質，以及抑制眼睛表面細菌生物膜形成。乳鐵蛋白在結構上類似轉鐵蛋白（transferrin），

也稱為運鐵蛋白（LTF，lactotransferrin），這是一種具有抗微生物活性的蛋白質，是身體先天防禦系統的一部分。轉鐵蛋白存在於黏膜中並與鐵結合，創造一種游離鐵含量低的環境，這種阻礙細菌生存的過程稱為限鐵機制。

口服乳鐵蛋白（lactoferrin）不經由胃吸收，而是透過消化轉化成極小的分子乳鐵素（lactoferricin），然後再將其轉運到分泌組織，其中包括負責分泌水層淚液膜的淚腺。此外，乳鐵蛋白也會透過抗感染的第一道防線白血球細胞在淚腺中產生。

在一項研究中發現，口服乳鐵蛋白補充劑可以降低誘發老鼠發展乾眼症候群相關的發炎指數和其他生化因素。在中國最近的一項研究中發現，針灸可以增加乾眼症患者眼淚中的乳鐵蛋白值。另外，在另一項研究中指出，禁食會減少淚液蛋白和酶，這表示營養缺乏會影響整個身體，包括淚膜生物化學和視力。

不幸的是，大多數專門用於解決淚膜脂質層的口服產品並不能同時解決淚液膜的穩定性、生物化學平衡或原本淚液的營養功能。

每天使用 10 毫克的乳鐵蛋白可以有效治療乾眼症。

硫辛酸

硫辛酸是水溶性和脂溶性，是生產促使線粒體功能運作正常所需酶的重要輔因子，α- 硫辛酸（ALA，Alpha-lipoic acid）會與其他抗氧化劑如維生素 C 和 E 一起發揮作用，不過千萬不要與脂肪酸 α- 亞麻油酸（ALA，alpha-linoleic acid）混淆。它對生長很重要，有助於預防細胞損傷，並且協助身體排除有害的毒素。

一些研究指出，使用 α- 硫辛酸治療可能會減少因糖尿病引

起的周圍神經病變的疼痛、灼熱、搔癢、刺痛和麻木。 α-硫辛酸在歐洲用於這個目的已行之有年，其他研究表明，α-硫辛酸可以加速排除糖尿病患者血液中的葡萄糖，而且這種抗氧化劑或許能夠預防與動物糖尿病相關的腎臟損傷。

α-硫辛酸可用於治療慢性肝炎，因為它可以緩解肝臟的壓力，有助於排除體內的毒素。目前有幾個案例關於結合 α-硫辛酸與水飛薊素（乳薊）和硒（具有保護肝臟和抗氧化性質的物質）治療 C 型肝炎的研究報告。

因為 α-硫辛酸很容易進入大腦，因此它對大腦和神經組織具有保護作用，並且在治療中風和涉及自由基損傷的其他大腦疾病方面具有潛力。在一項研究中，相較於沒有補充 α-硫辛酸的動物結果看來，在中風後採用 α-硫辛酸治療的動物其大腦的受損程度較少，而且存活率較高。雖然動物研究結果令人鼓舞，但我們需要更多的研究來瞭解這種效益是否適用於人類。當然，任何對大腦有益的營養素對視網膜都有好處。

α-硫辛酸也可以用來改善如心臟衰竭、愛滋病、白內障和青光眼等病症，這些領域正在進行更多的研究。α-硫辛酸的優質食物來源包括菠菜、綠花椰菜、牛肉、啤酒酵母和某些器官（如腎臟和心臟）。

雖然目前沒有明確的 α-硫辛酸的 RDA，但 150 毫克似乎是每日足夠的攝取量。

碧容健（Pycnogenol）

碧容健是一種法國濱海松樹皮提取物，該成分用於全球 700

多種膳食補充品、綜合維生素和食品和飲料產品等。碧容健除了具有強大和獨特的抗氧化性能外，它還是一種水溶性化合物，相當於原花青素、生物類黃酮和有機酸的天然組合，碧容健有四大基本屬性：它是一種強效抗氧化劑、可作為天然抗發炎劑、選擇性地結合膠原蛋白和彈性蛋白，並有助於促使血管擴張的內皮細胞一氧化氮產生。

將近三百項科學文獻和臨床試驗已經證實在過去四十年中，碧容健的安全性、無毒性和臨床療效。已發表的研究結果指出，碧容健對心血管和循環健康、關節健康、保養皮膚、血糖平衡、眼睛健康（特別是青光眼）和運動營養等都有正面的影響。

白藜蘆醇（Resveratrol）

說到眼睛保健，如果沒有提到所謂的「超分子」營養素白藜蘆醇，那就不算是一個全方位的討論了。白藜蘆醇最初是由高岡（Takaoka）在一九四〇年從嚏根草（hellebore）植物的根部分離出來的，後來在一九六三年從日本的藜草根中分離出來。然而，它真正受到關注是在一九九二年，當時有人提出葡萄酒具有保護心肌的作用，因為這種飲料含有白藜蘆醇。

白藜蘆醇主要存在於葡萄皮上，可以預防真菌病原體的生長。葡萄酒的白藜蘆醇含量變化很大，實際上取決於在生產過程中與葡萄皮接觸的時間，事實上，紅葡萄酒的白藜蘆醇含量是少之又少。

白藜蘆醇的作用目前是許多動物和人類研究的主題，它對壽命的影響仍然是具有爭議，因其對果蠅、線蟲和壽命短暫的魚類

結果尚不明確。在小鼠和大鼠的實驗中已發表抗癌、抗發炎、降血糖和有益心血管的作用。然而，在人類這方面，白藜蘆醇的效益可能較少。在一項明確的人體試驗中，極高劑量（3公克至5公克）白藜蘆醇（專為提高其生物利用度而設計的專屬配方）可以大幅降低血糖，但這項研究從未在同行審議的科學出版物中發表。研究顯示，白藜蘆醇對糖尿病大鼠具有降血糖的作用，可以改善這種病症的常見症狀。許多不同研究人員的其他糖尿病動物模型研究也證實這些令人著迷的白藜蘆醇抗糖尿病作用。

儘管主流媒體宣稱白藜蘆醇具有抗老作用，但目前並沒有公認的數據可作為科學依據，證實這些宣稱適用於哺乳動物。目前，白藜蘆醇的研究還處於初步階段，關於人類長期補充的效益仍不明確。採用來自一些食物的白藜蘆醇在使用上仍屬安全範圍，不過在懷孕和哺乳期間，白藜蘆醇的來源非常重要。白藜蘆醇存在於葡萄皮、葡萄汁、葡萄酒和其他的食物來源，當然，在懷孕或哺乳期間，葡萄酒則不應被用作白藜蘆醇的來源。

關於激素敏感性疾病如乳腺癌、子宮癌、卵巢癌、子宮內膜異位和子宮肌瘤等，白藜蘆醇可能作為一種雌激素。如果你有任何可能因暴露於雌激素而使症狀惡化的情況，這時請勿補充白藜蘆醇。此外，它也可能增加手術和手術後出血的風險，根據這項資訊，患者應該在安排手術前至少兩週停止使用白藜蘆醇。

直接用於眼睛疾病方面，在伊利諾斯州芝加哥北部的退伍軍人健康中心進行一項臨床研究，試圖瞭解市面上白藜蘆醇產品「Longevinex」是否可以挽救藥物治療失敗且沒有其他選擇的患者的視力。該研究人員指出，在首次接受產品治療的十七位患者

中，有十六位患者的可衡量視力獲得改善，有些人是快速且戲劇性地恢復視力功能（視力恢復到可以駕車或穿針引線）。

 眼部結構和輔助營養品

　　雖然目前沒有簡易的方法記載哪些營養物質支持眼睛哪個部位，但是已知的一些營養物質在眼睛某些結構的成效會比其他營養物更為顯著。以下是關於這些資訊的列表。

眼部結構和輔助營養品	
眼睛結構	**輔助營養品**
房水	穀胱甘肽、葉黃素、維生素 C、維生素 E、玉米黃素
角膜	輔酶 CoQ_{10}、膠原蛋白、玻尿酸
晶狀體	穀胱甘肽、葉黃素、鉀、維生素 C、維生素 E、玉米黃素
視神經	穀胱甘肽、維生素 B_2、維生素 B_{12}
感光體	DHA、維生素 A、鋅
視網膜色素上皮層	硒、維生素 E
視網膜神經層	穀胱甘肽、玻尿酸、葉黃素、玉米黃素
鞏膜	膠原蛋白、玻尿酸、鐵、脯胺酸、維生素 C

眼部結構和輔助營養品	
眼睛結構	**輔助營養品**
淚膜	必需脂肪酸、乳鐵蛋白、維生素 A
玻璃體	抗氧化劑、玻尿酸、硒、維生素 C、水

　　然而，永遠記住，這些營養素是相輔相成以共同維護視力的健康。

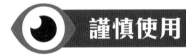

謹慎使用

　　關於與其他藥草、藥物、補充品或食物的交互作用方面，大多數藥草和補充品並未經過全面的測試。在嘗試任何一種補充品之前，請務必閱讀產品標籤。此外，如果你有醫療狀況或正在服用其他藥物、藥草或補充品，在開始任何新的治療之前，一定要先諮詢你的主要醫療保健提供者。

Part Two
眼睛問題

雖然不是每一種眼睛的狀況都可以透過營養來改善,但大多數疾病和病症需要一個健康的身體來對抗疾病。擁有健全免疫系統的人癒合得更快也更好,道理很簡單。當涉及你的視力時,重點要瞭解常見的眼睛問題,並且學習有哪些營養補充品、藥草療法或順勢療法可以用於治療眼睛疾病。

眼睛調節功能不全

在不同距離對焦的能力需要的是眼睛肌肉力量的變化，這種對焦功率的改變稱為調節。隨著年齡增長，眼睛調節的力量會慢慢衰退，但在四十歲之前，這種衰退通常很難察覺。任何在四十歲之前眼睛調節能力受損的情況，通常會被認為是異常，並且稱為眼睛調節功能不全。這種情況常見於學齡兒童，他們的視力難以對焦在閱讀的書本上。

這個問題通常被認為是眼睛的肌肉力量以及眼睛對焦的能力受損。身體有兩種肌肉：「平滑肌」為不隨意肌，受自主神經支配，以及「橫紋肌」為隨意肌，我們可以有意識地控制。這兩種類型的肌肉在眼睛運動中都具有作用，並且受到神經所控制，所以支持神經和肌肉的營養物質對於維持良好的眼睛調節能力非常重要。

雖然補充營養素通常不是治療眼睛調節功能不全的建議作法，但它們可以支持平滑肌和橫紋肌，以及增加氧氣的利用率。

營養補充品		
補充品	使用方法	註解
蝦紅素	每日 6 毫克	保護細胞膜成分免於受到氧化應激和發炎的傷害

營養補充品		
補充品	使用方法	註解
鈣	每日 600 毫克	應與等量的磷和鎂平衡
維生素 B$_2$（核黃素）	每日 75 毫克	有益於神經、肌肉和恢復眼睛疲勞
維生素 C	每日四次，每次 250 毫克	滋養晶狀體
維生素 E	每日 200 IU	抗氧化劑

順勢療法		
配方	使用方法	註解
Cocculus 6c *（防己）	每日三至四次，每次三至四顆含在舌下自然溶化	舒緩與噁心相關的調節不全症狀
Gelsemium sempervirens 6c（黃素馨）	每日三至四次，每次三至四顆含在舌下自然溶化	舒緩與頭痛相關的調節不全症狀
Natrum muriaticum 6c（海鹽）	每日三至四次，每次三至四顆含在舌下自然溶化	舒緩與憤怒或焦躁相關的調節不全症狀

＊ 順勢療法配方以原料之拉丁文命名，「c」代表稀釋百分之一；
「6」代表稀釋次數。詳情請參考 **214** 頁〈順勢療法・勢能法則〉

角膜老年環

　　角膜老年環是指角膜周圍形成的不透明白色、藍色或灰色環，通常在老年時發生，不過在中年甚至更年輕時也可能產生。目前已知黑人患者的發病時間會比白人患者提早十年，患者大多為男性，患病原因很可能與血脂異常、Omega-3 攝取量低、酒精、高血壓、糖尿病、吸菸、黃斑瘤和冠狀動脈心臟病有關。

　　角膜老年環可能是脂肪和膽固醇代謝狀態一個值得參考的指標，根據斯圖亞特·瑞奇（Stuart Richer）博士的說法，這種狀況是已知生物學老化和死亡的生物指標，尤其是男性，可以提供對心血管系統健康的深入瞭解。此外，它也與維生素 D 和鎂的缺乏有關。一般認為老年人患有角膜老年環是正常的，但對於中年或更年輕的個體，這可能是膽固醇升高的徵兆，特別是那些有家族性高脂血症遺傳變異的族群，如果是這種情況，這時應努力透過使用 Omega-3 脂肪酸來減少三酸甘油脂，並且維持維生素 D 和鎂的水平。

順勢療法		
配方	使用方法	註解
吡啶甲酸鉻（Chromium picolinate）	每日 400 至 600 微克	降低膽固醇值，並且改善 HDL-LDL 的比例

順勢療法		
配方	使用方法	註解
左旋肉鹼	與三餐一起吃，每次 1,000 毫克	支持膽固醇代謝、肝功能和膽囊功能，並運輸必需脂肪酸
卵磷脂	三餐飯前吃，每次 1,200 毫克	乳化體內脂肪
菸鹼酸	每日最多 1,000 毫克長效型（睡前搭配食物一起吃可以減少皮膚發紅的現象）	提高 HDL 膽固醇值
磷脂	每日 1,500 毫克	乳化體內脂肪
維生素 D_3	每日 2,000 至 4,000 IU	支持免疫系統

草藥和草藥補充品		
草藥	使用方法	註解
大蒜	遵照標籤上的指示	降低膽固醇值
薑	遵照標籤上的指示	降低膽固醇值

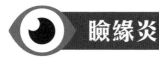 瞼緣炎

瞼緣炎是眼瞼發炎，通常會導致眼睛發癢、刺激、灼痛和異

物感等症狀，有時候紅眼瞼還可能出現潰瘍流血，視力通常是正常的，不過淚膜受到影響經常會導致暫時性模糊。

預防和治療這種狀況是同步進行，對於患有這種病症的人，定期做好眼睛衛生保健是預防突發的最佳途徑。另外，每天要進行三到四次的熱敷，其中最常見的一種方法是使用茶袋作為熱敷包，不過浸泡於溫水中的毛巾也有同樣效果。茶中的天然收斂因子有助於軟化可能被阻塞在管道中的油脂。此外，以畫圓的方式按摩眼瞼周圍可以疏通殘餘的碎屑。

支持健康皮膚的營養素有助於治療瞼緣炎，正如支持體內健康油脂分泌的營養素。

營養補充品		
補充品	使用方法	註解
維生素 A	每日 3,000 IU	舒緩乾燥肌膚
維生素 B 群	每日 75 毫克	促進皮膚健康和循環，有助於細胞再生
維生素 C 加生物類黃酮	每日 6,000 毫克，分多次服用（使用粉末狀緩型衝抗壞血酸）	抗氧化劑降低發炎症狀
鋅（單蛋胺酸鋅，Monomethionine）	每日 25 毫克（每日不可超過 40 毫克）	增強免疫系統

營養補充品		
補充品	使用方法	註解
銅	每日 1 毫克搭配鋅一起服用	平衡鋅（如果不是採用單蛋胺酸鋅的類型）
亞麻油酸	每日 500 毫克（使用黑醋粟籽油）	支持皮膚組織
Omega-3 魚油	每日 2,000 毫克	支持腺體分泌

草藥和草藥補充品		
草藥	使用方法	註解
紅皮藻（Dulse）	適用於溼敷	富含碘
金印草（Goldenseal）	適用於溼敷	舒緩組織，懷孕期間不可使用
馬尾草（Horsetail）	適用於溼敷	調節皮膚
迷迭香（Rosemary）	適用於溼敷	刺激皮膚
鼠尾草（Sage）	適用於溼敷	收斂皮膚

順勢療法		
配方	使用方法	註解
Antimonium crudum 6c（三硫化銻）	每日三至四次，每次三至四顆含在舌下自然溶化	舒緩所有皮膚症狀

順勢療法		
配方	使用方法	註解
Argentum nitricum 6c（硝酸銀）	每日三至四次，每次三至四顆含在舌下自然溶化	舒緩所有皮膚症狀
Arsenicum album 6c（砒霜）	每日三至四次，每次三至四顆含在舌下自然溶化	舒緩與憤怒或灼痛相關的瞼緣炎症狀
Calcarea sulfurica 6c（硫酸鈣）	每日三至四次，每次三至四顆含在舌下自然溶化	舒緩所有皮膚症狀
Carboneum sulfuratum 6c（二硫化碳）	每日三至四次，每次三至四顆含在舌下自然溶化	舒緩所有皮膚症狀
Euphrasia officinalis 6c（小米草）	每日三至四次，每次三至四顆含在舌下自然溶化	舒緩與疼痛相關的瞼緣炎症狀
Graphites 6c（石墨）	每日三至四次，每次三至四顆含在舌下自然溶化	舒緩所有皮膚症狀
Hepar sulphuris 6c（硫肝）	每日三至四次，每次三至四顆含在舌下自然溶化	舒緩所有皮膚症狀
Lycopodium 6c（石松）	每日三至四次，每次三至四顆含在舌下自然溶化	舒緩所有皮膚症狀

順勢療法		
配方	使用方法	註解
Petroleum 6c（火油）	每日三至四次，每次三至四顆含在舌下自然溶化	舒緩所有皮膚症狀
Rhus toxicodendron 6c（毒葛）	每日三至四次，每次三至四顆含在舌下自然溶化	舒緩所有皮膚症狀
Sulphur 6c（硫磺）	每日三至四次，每次三至四顆含在舌下自然溶化	舒緩所有皮膚症狀

建議

- 不要揉眼睛，即使覺得很癢。
- 每天熱敷眼睛數次，每次至少十分鐘。為了加強效果，你可以將敷布浸泡在你所選擇的藥草茶中然後熱敷眼睛。熱敷後用敷布輕輕擦拭眼瞼以清除多餘的碎屑，用過的熱敷片不要重複使用。
- 遠離刺激物，如煙霧、風、過度曝晒日光和明亮的燈光。
- 均衡飲食，著重在新鮮生蔬菜、全穀物、豆類和新鮮水果，以及戒糖。
- 充足睡眠，避免眼睛疲勞。

眼瞼痙攣

　　眼瞼痙攣是一種因肌張力不全而引起的肌肉持續無意識收縮和痙攣的症狀，眼瞼痙攣的患者眼睛正常，視覺障礙只是因為受到重複強制性閉合眼瞼的影響。

　　眼瞼痙攣剛開始的徵兆一般是過度眨眼和眼睛發炎，有時在特定的情況下才會出現，例如明亮燈光、疲勞或情緒緊張。這種痙攣現象在睡眠中往往會停止，不過在醒來後幾個小時又會再次出現。當患者專注做事時，這種症狀可能會減少，然而久而久之，痙攣或許會造成患者暫時無法視物，因為患者的眼皮可能會被強制閉合長達數小時。

　　一般的治療法包括肉毒桿菌毒素，在眼睛上方和下方的肌肉中注射微量劑量，通常是注射在眼瞼、眉毛和下眼瞼的肌肉中。在治療後一至十四天開始即可看到成效，而且平均可以持續三至四個月。根據長期追蹤的研究表示，這種治療方法非常安全有效，有高達 90％ 的患者症狀幾乎完全獲得緩解。

　　鎂有助於肌肉正常運作與放鬆，它可以保持心律穩定，支持健康的免疫系統。另外，建議眼瞼痙攣的患者要找方法舒壓，冥想、呼吸技巧、生理回饋療法、瑜伽、觀想和諮詢都是減輕壓力的適當方式。另外，針灸也是另一種可以替代常規醫療治療眼瞼痙攣的方法。

營養補充品		
補充品	使用方法	註解
鈣	每日 1,000 毫克	促進肌肉功能
葉酸	每日 400 微克	促進神經產生
鎂	每日 350 毫克	有助於肌肉放鬆
磷	每日 800 毫克	促進神經生長
鉀	每日 2,500 毫克	重新平衡神經
維生素 B 群	每日 100 毫克	舒緩壓力
維生素 C 加生物類黃酮	每三個小時 500 毫克，一天四次（使用粉末狀緩型衝抗壞血酸）	抗氧化劑

草藥和草藥補充品		
草藥	使用方法	註解
半邊蓮（Lobelia）	適用於溼敷	舒緩肌肉痙攣，不可內服
纈草（Valerian）	每日 2 至 4 公克	放鬆

順勢療法		
配方	使用方法	註解
Agaricus 6c（傘菌屬）	每日三至四次，每次三至四顆含在舌下自然溶化	舒緩眼瞼抽搐

順勢療法		
配方	使用方法	註解
Calcarea carbonica 6c（碳酸鈣） Magnesia phosphorica 6c（磷酸鎂）	每日三至四次，每次三至四顆含在舌下自然溶化	舒緩因缺乏礦物質而引起的眼瞼痙攣症狀
Hypericum perforatum 6c（貫葉連翹）	每日三至四次，每次三至四顆含在舌下自然溶化	適用眼瞼抽搐
Ignatia amara 6c（呂宋果）	每日三至四次，每次三至四顆含在舌下自然溶化	適用眼瞼抽搐
Nux vomica 6c（馬錢子）	每日三至四次，每次三至四顆含在舌下自然溶化	適用眼瞼抽搐
Physostigma 6c（毒扁豆）	每日三至四次，每次三至四顆含在舌下自然溶化	適用眼瞼抽搐
Rheum 6c（大黃）	每日三至四次，每次三至四顆含在舌下自然溶化	適用眼瞼抽搐
Sulphur 6c（硫磺）	每日三至四次，每次三至四顆含在舌下自然溶化	適用眼瞼抽搐

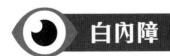 白內障

　　眼睛晶狀體任何透明度受損都稱為白內障，白內障並不受限於老年人，雖然白內障更常出現在老年人口中。在六十五至

七十四歲之間，大約有百分 23％的人口可能會有白內障；七十五歲以後，大約有 50％的人會發展成白內障。

流行病學研究指出，白內障的危險因子包括年齡、性別、種族、職業、教育狀況、淺虹膜色素、糖尿病、高血壓、藥物使用、吸菸和陽光照射。另外，缺乏維生素 C 和 E、類胡蘿蔔素和微量元素鋅和硒，也可能與白內障的發展有關，而晶狀體會沈積鐵、鎘、鈣、鎂等礦物質，這種積累最終會導致白內障形成。事實上，吸菸還會增加晶狀體的含鐵量。

葉黃素和玉米黃素可能會影響白內障的風險，它們是人類晶狀體中唯一的類胡蘿蔔素。臨床研究結果顯示，四十八歲至七十二歲的成年人口，晶狀體的光密度與黃斑部成反比。此外，補充雌激素可降低白內障形成的風險，這可能與血液中雌激素對 HDL 值的調節有關。

氧化應激是白內障發展的主要因素，目前有許多研究針對營養和白內障的形成，例如，研究證實低維生素 B_2 飲食可能導致白內障發展。以馬為例，白內障是這些動物失明常見的原因，但若在飲食中添加大量的維生素 B_2 則可以降低失明的風險。巧合的是，半乳糖（一種糖的形式）會增加體內對維生素 B_2 的需求量。一般來說，嬰兒通常無法利用半乳糖，因此，從飲食中去乳糖和添加維生素 B_2 可以改善白內障的問題。

一九九七年的一項研究結果顯示，年齡介於五十三至七十三歲的四百七十八名護士中，在服用高劑量維生素 C 補充劑長達十三至十五年後，他們罹患的白內障風險顯著降低；使用維生素 C 補充劑長達十年或以上的婦女其風險降低至 64％。此外，血漿

中的高抗壞血酸值與血白內障風險降低有關。

　　建議補充維生素 C 以預防白內障形成的其中一個問題是，大多數人似乎都是在眼科醫生診斷白內障後才使用補充品。此時已經硬化、變色和混濁的晶狀體大多無法逆轉。

　　雖然手術切除白內障可能非常有效，但白內障手術具有風險，例如增加晚期黃斑功能病變的風險。因此，許多研究的重點在於預防或延緩白內障的發展，以及確定白內障形成的原因。顯然，除了那些完全先天性白內障的情況外，發生這種疾病的主要因素是營養失衡。

營養補充品		
補充品	使用方法	註解
α - 硫辛酸	每日 200 毫克	抗氧化劑
銅和錳	每日銅 2 毫克和錳 10 毫克	延緩白內障發展
穀胱甘肽	依標籤指示	抗氧化劑
葡萄籽提取物	依標籤指示	抗氧化劑
L- 賴胺酸	依標籤指示	形成膠原蛋白的重要成分 修復晶狀體
硒	每日 400 毫克	抗氧化劑
超氧化物歧化酶（SOD）	依標籤指示	抗氧化劑，在減少白內障密度方面非常有效

營養補充品		
補充品	使用方法	註解
鎂	每日 500 毫克	中和過多的鈣沈積物
NAC 眼藥水（N-acetylcarnosine，N- 乙醯肌肽）	每日兩次，每次各一滴	抗氧化劑
維生素 A	每日 3,000 IU	有助於所有眼睛症狀
維生素 B 群外加 B$_2$	每日 75 毫克維生素 B 群，外加 25 毫克維生素 B$_2$	對眼睛代謝很重要
維生素 C	每日 2,500 毫克	抗氧化劑
維生素 E	每日 200 IU	抗氧化劑
鋅	每日 25 毫克（不要超過 40 毫克）	避免眼睛因光線受損

草藥和草藥補充品		
草藥	使用方法	註解
山桑子（Bilberry）	每日 100 毫克（使用提取物）	促進循環，供應生物類黃酮
小米草（Eyebright）	洗眼劑之用	保持晶狀體的彈性
Visioplex 含有小米草濃縮物	依標籤指示	促進營養物質傳送至晶狀體

順勢療法		
配方	使用方法	註解
Calcarea fluorica 6c（氟化鈣）	每日三至四次，每次三至四顆含在舌下自然溶化	維護結締組織，恢復彈性纖維的完整性
Calcarea sulfurica 6c（硫酸鈣）	每日三至四次，每次三至四顆含在舌下自然溶化	維護結締組織
Causticum 6c（苛性鈉）	每日三至四次，每次三至四顆含在舌下自然溶化	有助於彈性纖維
Cineraria（Natural Ophthalmics）（銀葉菊）	每日二次，每次 1～2 滴	促進循環、淋巴引流和代謝
Magnesia carbonica 6c（碳酸鎂）	每日三至四次，每次三至四顆含在舌下自然溶化	調節體液的酸鹼度
Pulsatilla 6c（白頭翁）	每日三至四次，每次三至四顆含在舌下自然溶化	有助於早期階段形成的白內障
Silicea 6c（矽）	每日三至四次，每次三至四顆含在舌下自然溶化	有助於舒緩發炎現象
Sulphur 6c（硫磺）	每日三至四次，每次三至四顆含在舌下自然溶化	有助於皮質性白內障

建議

- 避免乳製品、飽和脂肪以及任何加熱過的脂肪或油脂，不管是烹飪或加工的過程。這些食物會助長自由基，可能使晶片體受損，如果可能，儘可能只使用冷壓植物油。
- 每日攝取九至十三份富含抗氧化劑的植物性食物，其中包括菠菜、綠花椰菜、胡蘿蔔、哈密瓜和青椒（所有五顏六色的蔬菜）。
- 避免抗組織胺劑。
- 糖尿病患者尤其容易罹患白內障，幸運的是，單純因糖尿病形成的白內障或許可以逆轉。因此，仔細監測血糖值非常重要。
- 避免糖、這是發炎因子。
- 戴太陽眼鏡或戴有邊的帽子以減少強光的影響。

 # 中心性漿液性脈絡膜視網膜病變

　　中心性漿液性視網膜病變（CSR）是由於黃斑下的液體累積而引起的視覺扭曲，CRS 主要影響二十到四十五歲之間的成年人，男性的比例是女性的十倍。許多患有 CRS 的患者大多生活在高壓力下，目前 CRS 的確切病因仍有待爭議，一些實驗證據指出血液中腎上腺素和其他選擇性激素過高可能是致因。

　　大多數 CSR 患者可以在六個月內恢復視力，平均恢復的時

間為三至四個月。許多患者會有一些後遺症，包括扭曲變形、辨色力、對比敏感度和夜視力改變。儘管整體預後良好，但 40％ 至 50％的患者大多會有一次或多次的復發。

至今 CSR 還未有顯著的治療方法，雷射治療可以縮短疾病的持續時間，但似乎無法改變最終的視力或復發率。不過雷射治療具有爭議性，因為存有潛在的併發症和缺乏明顯的長期效益。最近，加壓片顯示出一些正面的結果，但這種方法只能在眼科醫生的監督下使用，而營養治療法的目的在於支持視網膜組織和減輕腫脹。

營養補充品		
補充品	使用方法	註解
Longevinex（白藜蘆醇）	依標籤指示	有助於視網膜健康
維生素 A	每日 3,000 IU	維護視網膜
維生素 B 群	每日 75 毫克	舒緩壓力
維生素 B$_6$	每日 50 至 200 毫克	減少體液滯留
維生素 C	每日 2,000 至 5,000 毫克	強化血管壁
維生素 E	每日 200 IU	減少體液滯留
鋅	每日 25 毫克	與維生素 A 結合使用

草藥和草藥補充品		
草藥	使用方法	註解
紫花苜蓿（Alfalfa）	當茶飲用	有助於放鬆及化學平衡
洋甘菊（Chamomilla）	當茶飲用	有助於放鬆
雷公根（Gotu kola）	當茶飲用	有助於放鬆
毛杓蘭根 （Lady' s slipper）	當茶飲用	有助於放鬆
半邊蓮（Lobelia）	當茶飲用 （不可持續飲用）	有助於放鬆
西番蓮花 （Passion flower）	當茶飲用	有助於放鬆
纈草（Valerian）	當茶飲用	有助於放鬆

順勢療法		
配方	使用方法	註解
Apis mellifica 6c （蜜蜂）	每日三至四次，每次三至四顆含在舌下自然溶化	緩解腫脹
Rhus toxicodendron 6c（毒葛）	每日三至四次，每次三至四顆含在舌下自然溶化	緩解發炎和腫脹
Sepia 6c（烏賊）	每日三至四次，每次三至四顆含在舌下自然溶化	緩解發炎和腫脹

建議

- 使用阿姆斯勒方格表（Amsler Grid）來檢測你的視力是否有扭曲變形。
- 練習放鬆技巧如太極拳、瑜珈或冥想。
- 練習深層放鬆的呼吸。

 霰粒腫

瞼板腺位於眼瞼的邊緣，當這些腺體其中一個阻塞時，就會產生霰粒腫。因此，霰粒腫也稱為瞼板囊腫，必須儘快治療，而治療通常以抗生素再加上熱敷開始。有時霰粒腫會大到遮擋視線，當這種情況發生時就得進行切割排除手術。

營養保健包含 Omega-3 必需脂肪酸，以及搭配適量的 Omega-6 必需脂肪酸。

營養補充品		
補充品	使用方法	註解
Omega-3 必需脂肪酸	每日 1,000 毫克（EPA 和 DHA）	抗發炎，增加瞼板腺分泌物的流動性
Omega-6 必需脂肪酸（黑醋栗籽油）	每日 350 毫克	特定抗黏膜發炎

草藥和草藥補充品		
草藥	使用方法	註解
小米草（Eyebright）	熱敷片	打開毛孔引流
金印草（Coldenseal）	熱敷片（懷孕期間不可使用）	舒緩眼睛感染
薑黃素（Curcumin）	每日 500 毫克	抗發炎

順勢療法		
配方	使用方法	註解
Hepar sulphuris 6c（硫肝）	每日三至四次，每次三至四顆含在舌下自然溶化	舒緩膿腫、起泡和類似的問題
Mercurius vivus 6c（汞）	每日三至四次，每次三至四顆含在舌下自然溶化	舒緩腺體腫脹、起泡和類似的問題
Staphysagria 6c（飛燕草）	每日三至四次，每次三至四顆含在舌下自然溶化	緩解與霰粒腫相關的極度個人情緒問題
Sulphur 6c（硫磺）	每日三至四次，每次三至四顆含在舌下自然溶化	舒緩眼瞼發紅
Thuja occidentalis 6c（側柏）	每日三至四次，每次三至四顆含在舌下自然溶化	舒緩與霰粒腫相關的疣

建議

- 雙手不乾淨時不要揉眼睛，因為可能會導致感染。
- 症狀一開始時，儘快用溫毛巾敷在感染的眼睛上，並且經

常熱敷。

● 使用熱敷片的同時輕輕按摩霰粒腫處。

● 請與你的眼科醫生聯繫，確認腫塊是否為霰粒腫。

 ## 電腦視覺症候群

因為從事電腦工作非常傷眼睛，往往會導致視力的問題。大多數的研究指出，操作電腦人員的眼睛相關問題比只從事書面的上班族還多。國家職業安全與健康研究所的一項研究顯示，有88％的電腦族群有與電腦相關眼睛疲勞的問題，通常這些因使用電腦而影響視力的症狀現在統稱為電腦視覺症候群（CVS），其中症狀因人而異，但通常包括眼睛疲勞、頭痛、視力模糊、舒適感、疼痛、光敏感、複視、色覺受損和乾眼症。

造成CVS的原因是個人視覺問題、不良的工作習慣和辦公室人體工學環境不良。許多人都在視力障礙的邊緣，但在執行不需要用眼太多的任務時不會引起症狀。治療CVS時，除了視力的狀況外，還必須解決工作的環境。

最近的研究指出，小劑量的類胡蘿蔔素蝦紅素可能對因電腦引起的視覺壓力有效。雖然蝦紅素不存在於視網膜內，但它似乎對肌肉疲勞有益，因此或許有助於眼外肌耐力、舒緩疲勞和其他CVS的症狀。

營養補充品		
補充品	使用方法	註解
蝦紅素	每日 6 毫克	有助於維護調節橫紋肌
維生素 A	每日 3,000 IU	有助於所有眼睛症狀
維生素 B 群	每日 75 毫克	舒緩壓力
維生素 C	每日 3,000 毫克	抗氧化劑，舒緩壓力
維生素 E	每日 200 IU	抗氧化劑

草藥和草藥補充品		
草藥	使用方法	註解
小米草 （Eyebright）	每日 3 至 4 滴或作為熱敷片	有助於眼睛組織
金印草 （Coldenseal）	熱敷片（內服不要超過一個星期，懷孕期間不可使用）	舒緩眼睛組織

順勢療法		
配方	使用方法	註解
Euphrasia officinalis 6c（小米草）	每日三至四次，每次三至四顆含在舌下自然溶化	舒緩發紅
Nux vomica 6c（馬錢子）	每日三至四次，每次三至四顆含在舌下自然溶化	適用於與過度勞累相關的眼睛疲勞

順勢療法		
配方	**使用方法**	**註解**
Ruta graveolens 6c（芸香）	每日三至四次，每次三至四顆含在舌下自然溶化	舒緩因頭痛引起的眼睛疲勞，治癒肌腱和韌帶
Sulphur 6c（硫磺）	每日三至四次，每次三至四顆含在舌下自然溶化	緩解因看近點距離而引發的發紅

建議

- 將電腦顯示器降低，當你將頭部保持在正常位置時，你可以直視前方看到顯示器的頂端。
- 螢幕的背景亮度和工作區域的亮度大致一樣，你可能需要稍微調整螢幕的亮度，但不要忘記增加對比度。
- 最佳螢幕顏色是白色背景搭配黑色字體，此組合類似紙張和墨水，並且提供字體和背景之間最高的對比度。
- 確保螢幕沒有眩光。若要檢查這一點，請關閉電腦，並且在螢幕上查看是否有燈光或淺色物品的反射影像。
- 確保沒有其他光線射到你的眼睛，不管是直接從窗戶或燈泡，或者是反射的光。
- 當使用電腦時要經常眨眼，因為這樣可以讓眼睛保持溼潤。
- 深呼吸，因為深呼吸對肌肉放鬆很重要。
- 使用電腦時要休息。遵循「20 ／ 20 ／ 20 原則」，每隔

二十分鐘，花二十秒望向二十呎（約六公尺）外遠處休息二十秒。

 ## 結膜炎

結膜炎是指眼睛最外層和眼瞼內表層稱為結膜的部位發炎，通常是因為細菌、病毒或真菌感染引起的，但也可能是過敏或任何刺激結膜的物質所引發。

治療方法一般取決於病症的原因，細菌性結膜炎通常使用熱敷和抗生素治療；病毒性結膜炎使用抗病毒藥物治療；真菌形式的結膜炎使用抗真菌劑治療；過敏性結膜炎通常是對症治療，也就是透過舒緩眼睛組織搔癢和發炎情況來治療仍然存在的過敏症狀。

眼淚含有天然抗菌酶有助於治療眼睛，而營養補給則是根據病症的原因有所不同，旨在維護眼睛表面與淚膜。

營養補充品		
補充品	使用方法	註解
銅	每日 1 毫克	支援鋅的利用
Omega-3 脂肪酸	每日 1,000 毫克（EPA 和 DHA）	維護淚膜
維生素 A	每日 3,000 IU	有助於維護上皮細胞

營養補充品		
補充品	使用方法	註解
維生素 C	每日 2,000 至 6,000 毫克，分開多次服用	有助於組織癒合和維護淚膜
鋅	每日 25 毫克	增強免疫反應

草藥和草藥補充品		
草藥	使用方法	註解
洋甘菊（Chamomilla）	作為熱敷片或洗眼劑	舒緩眼睛組織
小米草（Eyebright）茴香（Fennel）	作為熱敷片或洗眼劑	促進循環

順勢療法		
配方	使用方法	註解
Aconite 6c（烏頭）	每日三至四次，每次三至四顆含在舌下自然溶化	舒緩發炎
Allium cepa 6c（紅洋蔥）	三至四顆含在舌下自然溶化	舒緩發炎
Anacardium 6c（腰果）	三至四顆含在舌下自然溶化	緩解腫脹
Apis mellifica 6c（蜜蜂）	三至四顆含在舌下自然溶化	適用於眼睛發紅與腫脹的眼皮。緩解腫脹和發炎

順勢療法		
配方	使用方法	註解
Arnica montana 6c（山金車）	三至四顆含在舌下自然溶化	舒緩發炎
Arsenicum album 6c（砒霜）	三至四顆含在舌下自然溶化	舒緩發炎
Belladonna 6c（顛茄）	三至四顆含在舌下自然溶化	舒緩發炎
Calcarea fluorica 6c（氟化鈣）	每日三至四次，每次三至四顆含在舌下自然溶化	緩解起泡出水，舒緩發炎
Calcarea sulfurica 6c（硫酸鈣）	每日三至四次，每次三至四顆含在舌下自然溶化	緩解起泡出水，舒緩發炎
Causticum 6c（苛性鈉）	三至四顆含在舌下自然溶化	緩解起泡出水
Euphrasia officinalis 6c（小米草）	每日三至四次，每次三至四顆含在舌下自然溶化	舒緩發炎
Graphites 9c（石墨）	每日三至四次，每次三至四顆含在舌下自然溶化	舒緩眼瞼發炎
Mercurius vivus 6c（汞）	每日三至四次，每次三至四顆含在舌下自然溶化	有助於結膜炎黏液排出，對抗感染

順勢療法		
配方	使用方法	註解
Natrum muriaticum 6c（海鹽）	每日三至四次，每次三至四顆含在舌下自然溶化	舒緩發炎
Pulsatilla 6c（白頭翁）	每日三至四次，每次三至四顆含在舌下自然溶化	緩解起泡出水，舒緩發炎和過敏性結膜炎
Rhus toxicodendron 6c（毒葛）	每日三至四次，每次三至四顆含在舌下自然溶化	舒緩發炎，緩解腫脹
Ruta graveolens 6c（芸香）	每日三至四次，每次三至四顆含在舌下自然溶化	舒緩發炎
Sepia 6c（烏賊）	每日三至四次，每次三至四顆含在舌下自然溶化	舒緩發炎，緩解腫脹
Silicea 6c（矽）	每日三至四次，每次三至四顆含在舌下自然溶化	舒緩發炎
Sulphur 6c（硫磺）	每日三至四次，每次三至四顆含在舌下自然溶化	舒緩發炎和過敏性結膜炎

建議

●結膜炎是目前已知最具傳染性的疾病之一，孩子似乎更容

易受到影響，這可能是因為他們衛生習慣不佳的關係。應
該教導孩子們正確的洗手，並且不要用雙手揉眼睛。

● 如果你是因為某些物質過敏，那麼用冷水沖洗眼睛也很有
幫助。不要使用「眼杯」，因為它可能藏有過敏原而造成
復發。

● 如果搔癢是其中一種症狀，這時請勿使用任何預防眼睛發
紅的非處方藥物。

● 結膜炎可以每天熱敷二到三次，特別是如果早晨眼瞼黏在
一起的狀況。

 # 角膜磨損

　　角膜磨損是角膜表面受到損傷，角膜上有異物或刮痕通常是
造成這種狀況的原因。一般情況下，雖然異物或許已經排除，但
當患者的眼瞼磨擦到傷處時仍會感到一些不舒服。

　　大多數角膜磨損在幾天內可以痊癒，不過某些損傷可能需要
更長的時間，重點是要確保傷處乾淨，營養素則是針對修復和強
化角膜組織。

營養補充品		
補充品	使用方法	註解
Omega-3 必需脂肪酸	每日 1,000 毫克（EPA 和 DHA）	維護淚膜
維生素 A 眼滴劑	每日三至四次，每次 1～2 滴，連續兩日	在癒合過程中維護角膜組織
維生素 C	每日 500 毫克，連續兩日	建立膠原組織
維生素 B$_2$	每日 75 毫克	有助於膠原蛋白交叉鏈接

草藥和草藥補充品		
草藥	使用方法	註解
蠟果楊梅（Bayberry） 小米草（Eyebright） 金印草（Coldenseal）	作為洗眼劑，每日兩次（內服不可連續使用超過一星期，懷孕期間不可使用）	舒緩所有眼睛症狀
紫草（Comfrey）	作為洗眼劑	促進癒合
白柳樹皮（White willow bark）	每日 400 毫克，視需求而定	舒緩疼痛

順勢療法		
配方	使用方法	註解
Aconite 6c（烏頭）	每日三至四次，每次三至四顆含在舌下自然溶化	舒緩眼睛不適
Aurum 6c（金泊）	每日三至四次，每次三至四顆含在舌下自然溶化	舒緩疼痛
Belladonna 6c（顛茄）	每日三至四次，每次三至四顆含在舌下自然溶化	緩解疼痛
Bryonia 6c（瀉根）	每日三至四次，每次三至四顆含在舌下自然溶化	緩解疼痛
Chamonilla 6c（洋甘菊）	每日三至四次，每次三至四顆含在舌下自然溶化	舒緩疼痛
Cinchona officinalis 6c（金雞納皮）	每日三至四次，每次三至四顆含在舌下自然溶化	舒緩疼痛
Hypericum perforatum 6c（貫葉連翹）	每日三至四次，每次三至四顆含在舌下自然溶化	適用於神經受損
Lycopodium 6c（石松）	每日三至四次，每次三至四顆含在舌下自然溶化	舒緩疼痛

順勢療法		
配方	使用方法	註解
Mercurius vivus 6c（汞）	每日三至四次，每次三至四顆含在舌下自然溶化	適用於因角膜受損的起泡出水
Natrum muriaticum 6c（海鹽）	每日三至四次，每次三至四顆含在舌下自然溶化	舒緩疼痛
Nitricum acidum 6c（硝酸）	每日三至四次，每次三至四顆含在舌下自然溶化	舒緩疼痛
Sanguinaria 9c（血根草）	每日三至四次，每次三至四顆含在舌下自然溶化	舒緩疼痛
Staphysagria 6c（飛燕草）	每日三至四次，每次三至四顆含在舌下自然溶化	適用於因憤怒引發的起泡出水
Spigelia 6c（赤根草）	每日三至四次，每次三至四顆含在舌下自然溶化	舒緩疼痛

建議

● 充分休息。

● 如果順勢療法治療無效，請採取非處方止痛藥。

● 使用冷敷片舒緩發炎。

●眼睛狀況如果在二十四至三十六小時之內沒有好轉，一定
要到眼科就診。

 # 角膜潰瘍

今日大多數角膜潰瘍的原因與佩戴隱形眼鏡有關，鏡片與角
膜表面不斷磨擦，再加上鏡片清潔不徹底或佩戴時間拉長，因而
導致角膜表面破裂和細菌入侵傷口。角膜潰瘍需要立即進行適當
的治療，在治療過程中補充營養素很重要，而且患者要認真思考
改變生活形態，以解決這種情況避免，再次復發。

營養補充品		
補充品	使用方法	註解
葉酸	每日三次，每次 5 毫克	促進組織癒合
維生素 A	每日 3,000 IU	促進上皮細胞健康
維生素 B$_2$	每日 100 毫克	促進神經癒合
維生素 C	全天共 4,000 毫克，分多次攝取	促進組織癒合
維生素 E	每日 200 IU	促進組織癒合
Omega-3 必需脂肪酸	每日 1,000 至 3,000 毫克（EPA 和 DHA）	抗發炎，維護眼前房表面

草藥和草藥補充品		
草藥	使用方法	註解
小米草（Eyebright）	每日四至五次，每次 1〜2 滴	有助於眼睛整體的癒合，可在停止使用其他眼睛滴劑後開始使用。

順勢療法		
配方	使用方法	註解
Aconite 6c（烏頭）	每日三至四次，每次三至四顆含在舌下自然溶化	緩解早期角膜潰瘍產生的疼痛和發炎
Apis mellifica 6c（蜜蜂）	每日三至四次，每次三至四顆含在舌下自然溶化	舒緩發炎
Calcarea sulfurica 6c（硫酸鈣）	每日三至四次，每次三至四顆含在舌下自然溶化	緩解輕微過敏
Euphrasia officinalis 6c（小米草）	每日三至四次，每次三至四顆含在舌下自然溶化	適用各種眼睛症狀
Mercurius corrosivus 6c（雙氯化汞）	每日三至四次，每次三至四顆含在舌下自然溶化	舒緩疼痛

建議

- 如果眼睛周圍出現刺痛或不適，一定要立即看醫生。
- 如果你佩戴隱形眼鏡並且感到不舒服，請立即取下，直到眼睛好轉才可再佩戴。如果你的眼睛持續不舒服，這時一定要請醫生檢查。
- 如果沒有迅速有效地處理，潰瘍會導致永久性視力喪失，所以務必遵照醫生的指示。
- 潰瘍周圍不要接觸太多化妝品，手未洗淨之前不觸摸該區域。

 糖尿病視網膜病變

全球糖尿病的罹患率有增加的趨勢，預計到二〇三〇年將達到三億六千六百萬人，也就是自二〇〇〇年以來增加了 39％。除非這種趨勢逆轉，不然罹患糖尿病視網膜病變的人數也可能攀升。目前，雷射是治療糖尿病視網膜病變的主要方法，可以延緩病情的進展。如果不加以治療，這種症狀只會惡化。美國一項長期流行病學研究指出，在十四年的追蹤中發現糖尿病視網膜病變的進展速度為 86％。

理論上，抗氧化劑可以透過延緩視網膜的氧化損傷來治療這種症狀，但目前還沒有抗氧化劑和糖尿病視網膜病變的相關臨床研究。一些研究提出，視網膜病變與微血管受損和同半胱胺酸值

升高有關。一般來說，降低糖尿病對整體身體的影響會改變視網膜病變的進程。如果透過改變生活形態做適當的治療，實際上疾病的進程可能會扭轉，進一步挽救的視力。

在糖尿病發病之前，血糖得以控制之際，糖尿病患者經常會出現視力模糊的現象，這是因為高血糖導致晶狀體中的液體滯留產生變化。實際上，視力模糊可能是糖尿病的第一個跡象，不過在使用適當的胰島素劑量和穩定病情後，視力模糊的問題通常可以解決，儘管日後血糖升高時有可能再次復發。糖尿病視網膜病變從開始到發病失調通常需歷經十到十二年，有時甚至更短。如果放任不管，視網膜出血和液體滲漏可能會蔓延至玻璃體，進而造成創傷和拉扯視網膜，最終導致視網膜剝離和失明。

當然，糖尿病最佳的治療方法是預防勝於治療，有證據指出，糖尿病控制得當——即透過飲食和胰島素來維持正常的血糖值，以減少長期和短期的糖尿病併發症。此外，糖尿病還有一點遺傳因素，所以如果你的父母患有糖尿病，那你的風險就會提高，因此你要特別留意健康飲食和定期體檢。然而，環境因素對糖尿病進展的影響遠比遺傳因素還大。

營養補充品		
補充品	使用方法	註解
α-硫辛酸	每日 200 毫克	改善血糖控制
毗啶甲基鉻（chromium picolinate）	每日 400～600 微克	提高胰島素的效率

營養補充品		
補充品	**使用方法**	**註解**
Longevinex（白藜蘆醇）	依標籤上指示	維護視網膜結構
鎂	每日 500 毫克	預防動脈痙攣
錳	每日 2 毫克	酶的活化劑
菸鹼酸	每日 20 毫克	微量即可促進循環
鉀	每日 300 毫克	維護適當的體液平衡
硒	每日 100 微克	抑制新血管發展
維生素 A	每日 3000 IU	建議糖尿病患者使用，因為他們體內往往難以將 β- 胡蘿蔔素轉化為維生素 A
維生素 B 群	每日 75 毫克	促進循環
維生素 C 加生物類黃酮	每日 1,000 毫克，平均分多次服用（使用粉末狀緩型衝抗壞血酸）	降低血管病變的風險
維生素 D₃	每日 5,000 IU	支持免疫系統
維生素 E	每日 200 IU	促進組織癒合；抗氧化劑

草藥和草藥補充品		
草藥	使用方法	註解
肉桂（Cinnamon）	每日最多 6 公克	促進糖尿病患者葡萄糖和脂質的代謝
紫草（comfrey）	當作茶飲	強化血液
蒲公英（Dandelion）	當作茶飲	促進胰腺活動
薑（Ginseng）	當作茶飲	使血液正常化
枸杞（Gymnema sylvestre）	當作茶飲	促進胰腺分泌胰島素
西洋蓍草（Yarrow）	當作茶飲	控制血流量

順勢療法		
配方	使用方法	註解
Lachesis 6c（南美毒蛇）	每日三至四次，每次三至四顆含在舌下自然溶化	修復血管完整性
Natrum sulfuricum 6c（硫酸鈉）	每日三至四次，每次三至四顆含在舌下自然溶化	支持胰腺功能
Phosphorus 6c（磷）	每日三至四次，每次三至四顆含在舌下自然溶化	促進血管組織代謝
Syzygium jambolanum 6c（蒲桃果樹籽）	每日三至四次，每次三至四顆含在舌下自然溶化	促進葡萄糖代謝

順勢療法		
配方	使用方法	註解
Uranium nitricum 6c（硝酸鈾）	每日三至四次，每次三至四顆含在舌下自然溶化	穩定葡萄糖值

建議

● 由於糖尿病是一種全身性疾病，即使只是一般的治療，例如飲食和運動，也可以在第一時間控制糖尿病患眼睛的變化。

● 定期做血糖值檢查，尤其是有家族病史的人。

● 如果你留意到視力方面有任何變化，這時你可以要求做糖尿病檢測。

● 一旦被診斷為糖尿病視網膜病變，每年應該至少做一次眼睛擴張檢查。有些醫生甚至會建議你一年要多做幾次。

 乾眼症候群

　　乾眼症候群是眼睛淚膜數量或質量有問題，以至於導致包括乾燥、發紅、灼熱、異物感和溢淚（流眼油）等症狀。曾經乾眼症候群並不被視為一種疾病，而是一種與過敏或關節炎，使用某些藥物以及諸如溼度低和使用電腦等環境因素相關的症狀。我們現在知道這是一種特定的疾病過程（發炎），進而使這些病症惡

化。傳統的乾眼症治療包括使用人工淚液或溶劑形式的藥物以恢復淚液的分泌。

慢性乾眼症候群可能是由於年齡、應激（包括角膜手術或隱形眼鏡磨損的壓力）或一般退化所導致的組織自由基積累的結果。研究指出，營養缺乏是影響眼睛淚液、黏液和分泌油脂腺體中自由基累積的主要原因。研究顯示，特別針對性的營養補充劑可以恢復這些腺體的功能，並且滋潤眼睛，而某些抗氧化劑更是可以支持淚腺的功能。必需脂肪酸在治療乾眼症候群方面也有一線希望，目前有些醫生仍然使用亞麻仁油來治療乾眼症候群，因為它含有大量的 Omega-3 必需脂肪酸和少量的 Omega-6 必需脂肪酸。不幸的是，亞麻仁油非常不穩定，且不含必要的營養輔助因子以確保症狀緩解。醫藥等級的鱈魚肝油是 Omega-3 脂肪酸最有效的來源之一，也是維生素 A 和 D 的優質來源，這些都是健康淚膜基底層的必需營養素。

維生素 C、維生素 B_6 和鎂的組合可以促進細胞抵禦入侵的病原體和過敏原，這些往往會引起乾眼症候群。此外，由於綠茶富含抗氧化劑化合物如表沒食子兒茶素沒食子酸酯（EGCG）和兒茶素類，因此綠茶也可能對抗乾眼症候群。兒茶素可以清除自由基，且 EGCG 似乎具有保護視網膜神經節細胞免於受到氧化損傷的作用。

營養補充品		
補充品	**使用方法**	**註解**
護眼劑（Bio Tears）	依標籤指示	維護淚液健康
輔酶 Q10	每日 80 毫克	抗氧化劑
黑醋栗種子油	每日睡前 1,000 毫克	提供必需脂肪酸
碘	每日 75 微克	維護健康淚腺
維生素 A	每日 3,000 IU	維護角膜上皮細胞
維生素 B6	每日 50 毫克	調節腎臟功能
維生素 C	每日共 7,500 毫克，分多次服用	抗氧化劑

草藥和草藥補充品		
草藥	**使用方法**	**註解**
洋甘菊（Chamomilla）	溫泡作為花草茶 冷泡作為洗眼劑	維護眼睛組織
綠茶（Green tea）	每日 4～6 杯	抗氧化劑
金印草（Coldenseal）	溫泡作為花草茶 冷泡作為洗眼劑 （懷孕期間不可使用）	維護眼睛組織

順勢療法		
配方	使用方法	註解
Aconite 6c （烏頭）	每日三至四次，每次三至四顆含在舌下自然溶化	緩解乾眼症狀
Alumina 6c （鋁）	每日三至四次，每次三至四顆含在舌下自然溶化	緩解乾眼症狀
Arsenicum album 6c （砒霜）	每日三至四次，每次三至四顆含在舌下自然溶化	緩解乾眼症狀
Belladonna 6c （顛茄）	每日三至四次，每次三至四顆含在舌下自然溶化	適用於與發燒發紅有關的乾眼症
乾眼症配方 （**Dry Eye Formula**） （**Natural Ophthalmics**）	視情況需要每日 1～2 滴以舒緩眼睛	有兩種不同的配方：男性專用和女性專用
Euphrasia officinalis 6c （小米草）	每日三至四次，每次三至四顆含在舌下自然溶化	適用於與風有關的乾眼症
Optique 1（**Boiron**） （**法國布瓦宏順勢護眼滴劑**）	視情況需要每日 1～2 滴以舒緩眼睛	適用於一般情況的配方
Pulsatilla 6c （白頭翁）	每日三至四次，每次三至四顆含在舌下自然溶化	緩解乾眼症狀

順勢療法		
配方	使用方法	註解
Similisan No.1（**Similisan 護眼滴劑**）	視情況需要每日 1～2 滴以舒緩眼睛	適用於紅眼乾眼症狀
Sulphur 6c（硫磺）	每日三至四次，每次三至四顆含在舌下自然溶化	緩解乾眼症狀，舒緩發紅
Veratrum album 6c（**白藜蘆**）	每日三至四次，每次三至四顆含在舌下自然溶化	緩解乾眼症狀

建議

● 使用不含防腐劑的滴眼液來溼潤眼睛。

● 如果你的眼睛乾澀，在改變飲食之前請先至眼科檢查，因為除了你的特定眼睛狀況外，過去的病史、使用的處方藥物和過敏症都需要列入考量。

● 如果你住在乾燥或高海拔的地區，請使用加溼機。

● 在戶外佩戴全罩式太陽護目鏡。全罩太陽眼鏡（甚至透明護目鏡）有助於減少眼睛的水分蒸發高達 40％。

● 多眨眼睛！當你眨眼睛時，你會從眼瞼中的淚腺擠出淚液。如果間隔二十至三十秒才眨一次，結果很可能造成淚膜受損，進而導致眼睛表面脫水，通常我們每分鐘會眨眼大約二十次。

● 戒菸，香菸煙霧會使眼睛乾燥的速度比平時快 40％。

- 避免煙霧和煙燻。煙霧和煙燻不僅會導致眼睛乾燥和發炎，還會使存在於淚液中作為抗菌劑的酶失去活性。
- 如果你使用電腦，請將螢幕高度置於眼睛直視線的下方，以便當你看著顯示器時，你的眼睛是處於半閉合的狀態，以減少眼睛暴露於空氣的表面積。
- 儘量避免畫眼妝。研究顯示眼部化妝品會使可預防眼睛脫水的淚膜油層變薄。而且化粧品容易滋生細菌，因此要經常更換，並且在每晚徹底卸妝。
- 檢查你的藥物。有些藥物具有眼睛乾澀的副作用，如抗組胺藥、阿托品（atropine）、β 受體阻滯劑、癌症藥物、可待因（codeine）、解充血滴眼劑、減充血劑、嗎啡、過敏藥物、東莨菪鹼（scopolamine）、鎮定劑和維生素 A 等類似物。人造甜味劑阿斯巴甜、過量補充維生素 B3 和尋歡藥物大麻也可能引起乾眼症候群。
- 檢查你的軟性隱形眼鏡。軟性隱形眼鏡通常會促使眼睛表面的淚液蒸發。在嚴重乾眼症的情況下是不可佩戴隱形眼鏡。

巨乳頭狀結膜炎

　　巨乳頭狀結膜炎（GPC）是一種通常發生在軟性隱形眼鏡佩戴者中的眼部發炎症狀，它是慢性上眼瞼結膜低度的過敏反應。久而久之，這種疾病也可能因為外科縫合線或其他異物引起的刺

激而加重。雖然至今這種病症很罕見（由於隱形眼鏡材質改善和彈性的佩戴時間表），不過，對於敏感或者無法妥善保養鏡片的人而言，這仍然很危險。

在大多數情況下，GPC 的治療包括停止配戴隱形眼鏡，好讓眼睛自行癒合，這通常需要幾天或幾週的時間，在嚴重的情況下則可能需要更長的時間才能痊癒。

營養補充品		
補充品	**使用方法**	**註解**
銅	每日 1 毫克	必須搭配鋅補充劑
魚油	每日 1,500 毫克 （EPA 和 DHA）	保持黏膜溼潤
維生素 A	每日 3,000 IU	保持眼睛溼潤
維生素 B 群	每日 50 至 100 毫克	促進眼內細胞代謝
維生素 C	每日 2,000 至 6,000 毫克	保護眼睛避免進一步發炎
鋅	每日 25 毫克	增強免疫系統

草藥和草藥補充品		
草藥	**使用方法**	**註解**
小米草 （**Eyebright**）	作為洗眼劑	適用於所有眼睛症狀
金印草 （**Coldenseal**）	作為敷眼片 （懷孕期間不可使用）	舒緩黏膜

順勢療法		
配方	使用方法	註解
Allium cepa 6c（洋蔥）	每日三至四次，每次三至四顆含在舌下自然溶化	緩解黏膜分泌
Apis mellifica 6c（蜜蜂）	每日三至四次，每次三至四顆含在舌下自然溶化	緩解腫脹
Mercurius corrosivus 6c（雙氯化汞）	每日三至四次，每次三至四顆含在舌下自然溶化	緩解黏膜分泌
Pulsatilla 6c（白頭翁）	每日三至四次，每次三至四顆含在舌下自然溶化	緩解黏膜分泌

建議

- 經常更換隱形眼鏡，相較於老舊鏡片，新的鏡片比較不容易引起 GPC。

- 經常替換不同類型的鏡片。GPC 患者通常可耐受日拋隱形眼鏡，有些鏡片的材質比其他鏡片更容易使 GPC 症狀惡化。

- 偶爾佩戴隱形眼鏡。不佩戴鏡片時，每週也要更換浸泡鏡片的溶液。

- 每天多次冷敷有助於緩解與 GPC 相關的搔癢症狀。

- 由於 GPC 是結膜炎的一種形式，因此治療該症狀的方法和建議對與 GPC 相關的病狀都可發揮效果。

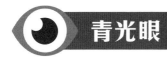

青光眼

　　青光眼是眼壓明顯升高的一種病症，這種升高會阻礙眼睛的血液傳送、滋養和循環，如果長時間壓力持續升高，結果會導致視神經壞死。就全世界而言，青光眼是僅次於白內障而導致失明的主要原因。大多數患者很少或沒有這種病症的徵兆，通常發生在四十多歲人口的比例為 1％至 2％，而且是美國常見的致盲原因。具有青光眼或糖尿病家族史、曾經眼睛受過傷或手術，以及使用眼睛類固醇的人被認為是罹患青光眼的風險因素。

　　營養保健抗氧化劑的研究，包括銀杏、山桑子、紅鼠尾草和硫辛酸，在改善青光眼患者的視力和周邊視力方面都有適度的成效，原因很可能是促進視神經的循環。在一項研究中，同半胱胺酸值升高和葉酸（但不是維生素 B_{12}）值降低與假性剝脫性青光眼有關，另一項研究則發現維生素 B_{12} 補充劑有助於青光眼的治療。一些關於老年人 DHA 補充品的小型研究發現，有些白內障和青光眼受試者的視力因此獲得改善。結論是，營養素對青光眼的作用具有建設性，但目前還處於初步階段。

　　在過去幾年中，一些碧容健（Pycnogenol，取自法國濱海松樹皮）和山桑子提取物的組合在許多研究中均顯示具有降壓的作用。這個名為「Mirtogenol」的配方可以稍微降低眼壓和促進視神經輸送血液。同時研究還指出 Mirtogenol 與現有的青光眼藥物一起使用可能會比單獨使用兩種治療方法更加有效。

　　根據青光眼發展的一個理論主張：長期承受壓力和飲食不當

是致病的主要因素。因為長期處於壓力下會導致腎上腺衰竭，而疲憊的腎上腺無法再生產穩定體內鹽平衡的醛固酮。當體內鹽分流失過多時，組織液會積聚起來，並且往往會進入眼球，增加眼內的壓力與傷害視神經。

近年來使用大麻治療青光眼的案例愈來愈多，雖然目前有不少關於這方面的研究，但其研究結果尚不明確。即便至今還不知道大麻作用的機制，持續的時間也很短（大約三到四個小時），但它確實可以減少眼壓，當然，還有許多藥物可以更容易地達到這個預期效果，而且副作用也較少。

如上所述，造成青光眼的其中一個原因可能是腎上腺衰竭，所以為腎上腺提供營養素非常重要，可以考慮將這類補充品與與處方藥物一起服用。此外，運動也可以減輕眼壓，但在開始運動計畫之前，請務必諮詢你的醫生。

營養補充品		
補充品	使用方法	註解
黑醋粟種子油	每日 50 毫克	抗氧化劑
膽鹼和肌醇	每日 1,000 至 2,000 毫克綜合補充品	維護眼睛健康
魚油	每日 2,000 毫克（EPA 和 DHA）	實驗證實可以降低眼壓
穀胱甘肽	每日兩次，每次 500 毫克	抗氧化劑

營養補充品		
補充品	使用方法	註解
Longevinex（白藜蘆醇）	依標籤指示	抗發炎
錳	每日 4 毫克	酶活化劑
Mirtogenol 配方	早晚各一顆	促進血液輸送至眼睛內
芸香（Rutin）	每日三次，每次 50 毫克	搭配維生素 C 以降低眼壓
維生素 A	每日 3,000 IU	有助於黏膜中某些分子代謝
維生素 B$_5$	每日三次，每次 100 毫克	維護腎上腺健康
維生素 C	每日 2,000 毫克，均分多次服用	降低眼壓
維生素 E	每日 200 IU	促進血液流向睫狀後動脈

草藥和草藥補充品		
草藥	使用方法	註解
山桑子（Bilberry）	依標籤指示	抗氧化劑
小米草（Eyebright）	當作茶飲	適用所有眼睛症狀
銀杏和硫酸鋅	依標籤指示	促進循環
玫瑰果	當作茶飲	維生素 C 的來源

順勢療法		
配方	**使用方法**	**註解**
Belladonna 6c （顛茄）	每日三至四次，每次三至四顆含在舌下自然溶化	減少光源周圍的色暈
Nux vomica 6c （馬錢子）	每日三至四次，每次三至四顆含在舌下自然溶化	適用高眼壓
Phosphorus 6c （磷）	每日三至四次，每次三至四顆含在舌下自然溶化	減少光源周圍的色暈
Pulsatilla 6c （白頭翁）	每日三至四次，每次三至四顆含在舌下自然溶化	減少光源周圍的色暈
Sulphur 6c （硫磺）	每日三至四次，每次三至四顆含在舌下自然溶化	舒緩青光眼相關的疼痛

建議

- 重點要定期檢查眼壓，以監控青光眼的發展。
- 由於周邊視力會先受到影響，所以一定要定期進行眼睛檢測。
- 攝取大量液體時要小心，建議適量地喝水即可。
- 避免吸菸、尼古丁、酒精和咖啡因。
- 避免精製的碳水化合物，如白麵包，因為會增加腎上腺的

負荷量。

● 攝取富含 Omega-6 和 Omega-3 脂肪的飲食可以提供一些預防青光眼發展的保護力。

葛瑞夫茲氏症

葛瑞夫茲氏症（Grave' s disease）是一種常見的甲狀腺功能亢進症類型，這是因為甲狀腺分泌太多甲狀腺激素，進而導致新陳代謝過度活躍。隨著身體的進程加快，症狀可能包括緊張、易怒、體溫居高不下、出汗增加、溢淚、乾眼症、失眠和疲勞。患者也可能出現甲狀腺腫、眼球突出、心動過速、體重減輕、過度反射反應、眼瞼下垂和震顫等症狀，在少數患者中，甲狀腺的大小或許很正常。眼睛的症狀可能包括疼痛、溢淚、視力模糊、複視、眼瞼內縮（造成眼睛凸出的外觀）、腫脹、視神經發炎和眼外肌腫大。葛瑞夫茲氏症的發病年齡通常在三十到四十歲之間，且女性的比例比男性高出七倍。

由於葛瑞夫茲氏症是一種代謝紊亂的問題，所以患者必須密切留意他們的飲食。雖然甲狀腺功能亢進不能單靠飲食治療，如果你被診斷患有這種病症，你一定要多吃十字花科屬的蔬菜，這些有助於抑制甲狀腺激素的產生。這些蔬菜包括綠花椰菜、白花椰菜、羽衣甘藍和捲心菜，除此之外，你的飲食也要包含漿果類，因為這些是強效抗氧劑，有助於強化免疫系統。另外，蛋白

質是能量和維護肌肉的重要來源，這些很可能會因罹患葛瑞夫茲氏症而流失，同時攝取鈣也是維護骨骼很重要的作法。

營養補充品		
補充品	使用方法	註解
護眼劑（Bio Tears）	依標籤指示	保持眼睛溼潤
魚油	每日 3,000 毫克（EPA 和 DHA）	增加淚液保留度
γ- 亞麻酸（GLA）	搭配三餐一起服用，每次 300 毫克	維護眼睛滋潤
麩醯胺酸	醒來後 2 公克	維護黏膜組織
鎂	400 至 800 毫克	可能需要緩慢釋放型
綜合維生素	依標籤指示	患有葛瑞夫茲氏症的人可能需要增加所有維生素和礦物質的攝取量
維生素 B 群	搭配三餐一起服用，每次 50 毫克	有益於甲狀腺功能
維生素 B$_1$	每日兩次，每次 50 毫克	有助於血液形成和提升能量
維生素 B$_2$	每日兩次，每次 50 毫克	維護所有細胞、腺體和器官功能
維生素 B$_6$	每日兩次，每次 50 毫克	酶活化劑，免疫功能和抗體生產的必需營養素

營養補充品		
補充品	使用方法	註解
維生素 C	每日三次，每次 500 毫克	抗氧化劑
維生素 E	每日 200 IU	抗氧化劑

草藥和草藥補充品		
草藥	使用方法	註解
紫花苜蓿（Alfalfa）	依標籤指示	維生素 K 來源，有助於放鬆
牛蒡（Burdock）	依標籤指示	優質的鐵來源
小米草（Eyebright）	作為洗眼劑	保持眼睛溼潤
雷公根（Gotu kola）	依標籤指示	有助於放鬆
海帶（Kelp）	依標籤指示	對抗感染
甘草（Licorice）	依標籤指示	有助於舒壓

順勢療法		
配方	使用方法	註解
Aconite 6c（烏頭）	每日三至四次，每次三至四顆含在舌下自然溶化	緩解焦慮
Arsenicum album 6c（砒霜）	每日三至四次，每次三至四顆含在舌下自然溶化	緩解焦慮

順勢療法		
配方	使用方法	註解
Belladonna 6c（顛茄）	每日三至四次，每次三至四顆含在舌下自然溶化	緩解不安
Iodium 6c（碘）	每日三至四次，每次三至四顆含在舌下自然溶化	恢復甲狀腺碘的攝取量
Thyroidium 6c（甲狀腺提取物）	每日三至四次，每次三至四顆含在舌下自然溶化	調節代謝

建議

- 避免乳製品至少三個月，同時避免刺激物，其中包括咖啡、茶、尼古丁和軟性飲料。
- 留意使用放射性鈉碘治療可能產生的副作用，這其中包括過敏反應、放射線毒性和代謝問題。在選擇手術之前，請與你的醫生討論這些相關議題。
- 為了舒緩眼睛症狀，可以使用洗眼劑和人工淚液來保持眼睛溼潤。

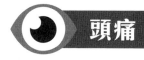 **頭痛**

　　頭痛是頭或頸部任何地方的疼痛，這是患者到眼科就診最常見的原因之一，可能是頭或頸部因不同疾病而引起的症狀。大腦組織本身對疼痛並不敏感，因為它缺乏疼痛受體。相反的，頭痛是由於腦周圍的疼痛敏感結構騷動所引發的。頭和頸部共有九個這些疼痛敏感結構的區域，這些區域包括顱骨、肌肉、神經、動脈和靜脈、皮下組織、眼睛、耳朵、鼻竇和黏膜。

　　目前頭痛有許多不同的分類系統，備受公認的是國際頭痛學會。這種情況的治療取決於潛在的因素，但往往涉及止痛藥。通常這是與視力有關的第一個徵兆，儘管幾乎每個人都先有一次或不時的頭疼症狀。常見的原因為應激、焦慮、過敏、便秘、喝咖啡、饑餓、鼻竇受壓、肌張力、荷爾蒙失調、創傷、營養缺乏、飲酒、藥物使用、吸菸、發燒和眼睛疲勞。

　　根據專家估計，大約有90％的頭痛是緊張性頭痛；6％是偏頭痛。緊張性頭痛顧名思義是由肌肉緊張引起的；偏頭痛最有可能是因大腦血液循環紊亂引起的。另一種類型的頭痛是叢發性頭痛，這是一個嚴重、反覆出現的頭痛，大約每一千人中就有一至二人有這種病症。

　　目前治療頭痛的方法有許多種，其中大多是先找出導致頭痛的原因，然後對症治療。經常為頭痛所苦的人可能對某些食品或食品添加劑，如小麥、巧克力、味精（MSG）、亞硫酸鹽、糖、發酵食品（如奶酪、酸奶油和優格）、酒精、醋或醃製食品等過

敏，而其他可能的原因還包括貧血、腸道問題、腦部疾病、磨牙、高血壓、血糖低、鼻竇炎、脊椎錯位、維生素 A 過量、維生素 B 缺乏和某些眼睛疾病。

營養補充品		
補充品	使用方法	註解
鳳梨酵素	視需要服用 500 毫克	有助於調節發炎反應
鈣	每日 1,500 毫克	舒緩肌肉緊蹦
輔酶 Q10	每日兩次，每次 30 毫克	提升組織氧合
硫酸鹽葡萄糖胺（Glucosamine sulfate）	依標籤指示	取代阿斯匹靈和 NSAIDs（非類固醇抗發炎藥物）的天然替代物
鎂	每日 1,000 毫克	舒緩肌肉緊蹦
鉀	每日 100 毫克	維護鈉和鉀之間的平衡
維生素 B 群	每日三次，每次 50 毫克	有益於神經功能
維生素 C	每日 2,000 至 8,000 毫克，分多次服用	抗氧化劑，有助於舒壓
維生素 E	每日 200 IU	促進循環

草藥和草藥補充品		
草藥	使用方法	註解
牛蒡（**Burdock**）	依標籤指示	優質的解毒劑
月見草油（**Evening primrose oil**）	每日三至四次，每次 500 毫克	提供必需脂肪酸，以促進循環
胡蘆巴（**Fenugreek**）	依標籤指示	舒緩頭痛
小白菊（**Feverfew**）	依標籤指示（懷孕期間不可使用）	舒緩頭痛
金印草（**Coldenseal**）	依標籤指示（懷孕期間不可使用）（內服不可持續超過一個星期）	舒緩組織
薰衣草（**Lavender**）	在太陽穴塗抹薰衣草精油	適用於伴隨胃痛的頭痛
半邊蓮（**Lobelia**）	依標籤指示（不可內服）	舒緩頭部緊繃
藥蜀葵根（**Marshmallow**）	依標籤指示	抗發炎
薄荷（**Mint**）	將精油抹在疼痛處	鎮靜神經
迷迭香（**Rosemary**）	依標籤指示	促進循環
黃芩（**Skullcap**）	依標籤指示	緩解痙攣
百里香（**Thyme**）	依標籤指示	舒緩鼻竇性頭痛
白柳樹皮（**White willow bark**）	依標籤指示	舒緩疼痛

順勢療法		
配方	使用方法	註解
Aconite 6c（烏頭）	每日三至四次，每次三至四顆含在舌下自然溶化	適用於抽痛性頭痛
Arsenicum album 6c（砒霜）	每日三至四次，每次三至四顆含在舌下自然溶化	適用於傷風型頭痛
Belladonna 6c（顛茄）	每日三至四次，每次三至四顆含在舌下自然溶化	適用於感冒、流感、喉嚨痛和類似症狀
Bryonia 6c（瀉根）	每日三至四次，每次三至四顆含在舌下自然溶化	緩解頭腦內部壓力
Gelsemium sempervirens 6c（黃素馨）	每日三至四次，每次三至四顆含在舌下自然溶化	適用於帶狀性頭痛
Nux vomica 6c（馬錢子）	每日三至四次，每次三至四顆含在舌下自然溶化	適用於後腦或延伸至眼睛的疼痛；適合劇烈疼痛和因工作過度導致的眼睛疲勞
Ruta graveolens 6c（芸香）	每日三至四次，每次三至四顆含在舌下自然溶化	維護肌腱和韌帶
Sulphur 6c（硫磺）	每日三至四次，每次三至四顆含在舌下自然溶化	緩解頭頂灼熱感

建議

- 均衡飲食，避免吃口香糖、霜淇淋、冰鎮飲料和鹽。

- 避免眼睛直接曝晒大量陽光。

- 練習深呼吸，缺乏氧氣可能導致頭痛。

- 如果你使用電腦，要經常讓眼睛休息。（參考電腦視覺症候群相關資訊）

- 一定要找出頭痛的原因並加以治療。長期依賴阿斯匹靈或其他止痛藥可能會干擾大腦的自癒力和抵抗力，進而使頭痛加劇。

- 許多時候，平躺下來保持安靜，頭痛就可以在短時間內得到緩解，特別是緊張型頭痛。另外，你也可以在疼痛處嘗試用冷敷法，以減少過多的血液流向該區域。

- 咖啡因有助於緩解頭痛，因為它會使血管收縮，然而如果你是經常喝咖啡的人，效果可能不會那麼明顯。

高血壓性視網膜病變

高血壓性視網膜病變是直接由高血壓引起的視網膜病理狀況，因為眼睛內許多血管屬於視網膜結構，所以任何影響血管的病症反過來也會影響視網膜。討論造成高血壓的原因已超出本書的範圍，但值得一提的是如何透過改變生活方式來控制病情。高血壓通常沒有症狀，而與晚期高血壓相關的警訊包括頭痛、出

汗、呼吸急促、眩暈和視覺障礙。

　　高血壓有兩種形式：原發性和繼發性。原發性高血壓與吸菸、應激性肥胖、攝取刺激物、藥物濫用、高鈉攝取量和口服避孕藥有關。繼發性高血壓則是由於另一個健康問題引發的血壓升高，其中也可能是因為血管長期收縮或動脈粥狀硬化而導致其失去彈性。在高血壓性視網膜病變中，液體逐漸滲透到視網膜結構內的空間，最終血液凝結形成疤痕組織，進而拉扯視網膜結構，在極端的情況下則會造成失明。

　　高血壓性視網膜病變的標準治療法是針對解決根本問題（高血壓）與預防病情發展，而預防高血壓的發展應該是所有可能罹患這種疾病的人的首要目標，也就是上述討論的那些具有風險因素或家族病史的人。治療高血壓性視網膜病變的第一步是確定病症，這種病症的跡象可能在疾病進程的早期會出現，而及時治療則可以降低眼睛併發症的嚴重程度。

營養補充品		
補充品	使用方法	註解
鈣和鎂	每日 1,500 至 3,000 毫克綜合補充品	高血壓與缺乏鈣鎂有關
輔酶 Q10	每日 100 毫克	促進心臟功能，降低血壓

營養補充品		
補充品	使用方法	註解
左旋肉鹼 （**L-carnitine**） 左旋穀胺酸 （**L-glutamic acid**） 左旋麩醯胺酸 （**L-glutamine**）	每日兩次，每次 500 毫克綜合補充品（空 腹時服用）	有助於預防心臟疾病
卵磷脂（**Lecithin**）	每日三次， 每次 1,200 毫克	乳化體內脂肪，降低 血壓
硒	每日 100 微克	心臟病與缺乏硒有關
維生素 C	每日 3,000 至 6,000 毫克	提升腎上腺功能和減 少血液凝結
維生素 E	每日 200 IU	促進心臟功能

草藥和草藥補充品		
草藥	使用方法	註解
辣椒（**Cayenne**）	依標籤指示	促進循環
茴香（**Fennel**）	依標籤指示	抗發炎
大蒜（**Garlic**）	每日三次， 每次 250 毫克	有效降低血壓
山楂（**Hawthorn**）	依標籤指示	促進循環
啤酒花（**Hops**）	依標籤指示	促進平滑肌放鬆

草藥和草藥補充品		
草藥	使用方法	註解
毛杓蘭根（Lady' s slipper）	依標籤指示	有助於放鬆
歐芹（Parsley）	依標籤指示	緩解黏膜分泌
西番蓮花 （Passion flower）	依標籤指示	有助於放鬆
迷迭香（Rosemary）	依標籤指示	刺激皮膚
黃芩（Skullcap）	依標籤指示	緩解痙攣
纈草（Velerian）	依標籤指示	鎮靜神經

順勢療法		
配方	使用方法	註解
Crataegus oxycantha 6c（英國山楂）	每日三至四次，每次三至四顆含在舌下自然溶化	調節血壓
Lachesis 6c（南美毒蛇）	每日三至四次，每次三至四顆含在舌下自然溶化	增加血管完整性
Natrum muriaticum 6c（海鹽）	每日三至四次，每次三至四顆含在舌下自然溶化	有助於增加鹽的攝取量

建議

●考慮找專家做生活形態諮詢，改變你的生活方式。生活形

態諮詢可解決你的飲食習慣、日常運動、壓力水平、工作習慣等。

● 每四至六個星期量一次血壓，如果必要，購買個人專屬的量血壓器，許多藥局都有銷售自助型血壓機。

● 高血壓患者通常有睡眠呼吸暫停的情況，如果你有這種情況，請諮詢你的醫生。

● 一氧化氮是一種強效血管擴張劑，可以降低血壓。人體可以從蔬菜攝取硝酸鹽，並將其轉化成一氧化氮。

● 減肥。在所有降低血壓的自然方法中，減肥絕對是最有效的一種。平均來說，減重 10 磅（約 4 公斤至 5 公斤）就可降低血壓指數高達五。

● 多運動。運動有助於減肥，而且運動本身也有許多好處，一般的目標是每週至少三次三十分鐘的有氧運動，不過不建議舉重和健美。

● 減少飲酒量。每天喝一兩杯會使血壓升高。降低鹽的攝取量，因為它會降低一氧化氮的產生。

● 增加鉀的攝取量。水果和蔬菜是鉀的優質來源，同時鈉含量也很低。

● 設法舒解壓力。

● 戒菸。

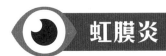

虹膜炎

虹膜炎是虹膜發炎，有時包括睫狀體。導致虹膜炎的原因有許多，即使病情早期治療，還是有可能復發。不過，在大多數情況下，最終還是可以痊癒。

虹膜炎往往與身體其他部分的疾病或感染有關，例如關節炎、結核病和梅毒也有可能助長其發展。在眼睛受傷、潰瘍或異物傷及角膜後可能會產生虹膜炎，其症狀通常突然出現，並且在幾小時或幾天之內迅速發展。虹膜炎往往會導致劇痛、發紅、溢淚、對光敏感和視力模糊，而飛蚊症也可能是另一種症狀。

當出現虹膜炎症狀時，你的醫生應該仔細檢查你的眼睛，通常包括血液檢測、皮膚測試或 X 光檢查，並且可能諮詢其他專家以確定發炎症原因。最常見的虹膜炎正規治療是使用類固醇滴劑和軟膏來緩解疼痛安撫發炎，並且減少任何可能的疤痕形成，這時或許會使用抗生素，而在嚴重的情況下，可能還需要口服藥物和使用注射液。

一般虹膜炎通常會持續約兩個月。在這個期間，患者必須仔細觀察藥物的副作用和任何可能出現的併發症，因為虹膜炎或其治療可能產生白內障、青光眼、角膜變化或視網膜繼發性發炎。

以下為輔助這種症狀主要治療的營養素。

營養補充品		
補充品	使用方法	註解
硼	每日 3 毫克	支援結締組織
鳳梨酵素	依標籤指示	有助於前列腺素產生
月見草	依標籤指示	有助於前列腺素產生
魚油	每日 3,000 毫克（EPA 和 DHA）	抗發炎
超氧化物歧化酶（SOD）	依標籤指示	抗氧化劑
維生素 B_5	每日 500 毫克	有助於類固醇激素分泌
維生素 E	每日 200 IU	抗氧化劑

草藥和草藥補充品		
草藥	使用方法	註解
顛茄（Belladonna）	依標籤指示	瞳孔放大
薑黃素（Curcumin）	每日三次，每次 375 毫克	抗發炎
貓爪藤（Cat' s claw）	依標籤指示（懷孕期間不可使用）	舒緩疼痛
小白菊和薑（Feverfew、Ginger）	依標籤指示（懷孕期間不可使用）	舒緩疼痛和痠痛

順勢療法		
配方	使用方法	註解
Aconite 6c（烏頭）	每日三至四次，每次三至四顆含在舌下自然溶化	適用於早期多發性硬化症
Allium cepa 6c（洋蔥）	每日三至四次，每次三至四顆含在舌下自然溶化	舒緩發炎
Apis mellifica 6c（蜜蜂）	每日三至四次，每次三至四顆含在舌下自然溶化	緩解腫脹
Belladonna 6c（顛茄）	每日三至四次，每次三至四顆含在舌下自然溶化	適用於瞳孔放大的發炎情況
Calcarea fluorica 6c（氟化鈣）	每日三至四次，每次三至四顆含在舌下自然溶化	適用於對光敏感的發炎情況
Euphrasia officinalis 6c（小米草）	每日三至四次，每次三至四顆含在舌下自然溶化	適用於所有的眼睛症狀
Mercurius corrosivus 6c（雙氯化汞）	每日三至四次，每次三至四顆含在舌下自然溶化	舒緩疼痛和發炎
Rhus toxicodendron 6c（野葛）	每日三至四次，每次三至四顆含在舌下自然溶化	適用於肌肉麻痺的發炎情況

建議

● 如果你被診斷患有虹膜炎，這時要讓眼睛「休養」——也就是避免光、風、灰塵、陽光和其他類型的刺激物。

 黃斑部病變

　　與年齡相關的黃斑部病變（AMD）是老年人失明的主要原因，而用營養調養則有不錯的成效。二〇〇一年發佈的與年齡相關的眼睛疾病研究（AREDS）報告指出，使用含有 500 毫克維生素 C、400 IU 維生素 E 和 15 毫克（或 25,000 IU）β- 胡蘿蔔素，以及 80 毫克鋅和 2 毫克銅綜合抗氧化劑補充劑，其結果顯示 AMD 的風險降低了 25%，這種治療法發展於在一九八〇年代末，然而新興科學則發現其他營養成分可以有效地支持視網膜健康。

　　後續研究結果 AREDS2 於二〇一四年發佈，這項研究採用原始的 AREDS 配方作為安慰劑，並加入葉黃素、玉米黃素和 Omega-3 脂肪酸作為新的療法。雖然該研究顯示葉黃素和玉米黃素有正面的效果，但魚油的效果不彰，不過，這些結果非常複雜，僅適用於晚期疾病。然而，這是一個具有指標意義的研究，這些物質可以考慮用來治療 AMD。

　　有趣的是，美國飲食中缺乏黃斑色素葉黃素和玉米黃素，這些類胡蘿蔔素可以維護皮膚、視網膜和晶狀體健康，它們富含於黃斑中，以促使視力清晰、增強對比度，並減少眩光。這些物

質的抗氧化和濾光能力可以保護外層視網膜免受氧化損傷；葉黃素，玉米黃素和維生素 E 及 C 可以起抑制脂質的過氧化作用，從而使 Omega-3 脂肪酸發揮對視網膜感光細胞的保護作用。

就像所有類胡蘿蔔素一樣，葉黃素和玉米黃素是脂溶性，因此需要膳食脂肪才能進行吸收和運輸。然而，過多的脂肪組織會抑制這些作用，於是營養成分則被儲存在該組織中。婦女和肥胖的人需要比男性或較瘦的個體攝取更多的這些類胡蘿蔔素，大量的觀察研究指出，膳食葉黃素和玉米黃素對 AMD 可能具有預防的作用。

葉黃素和玉米黃素存在於蛋黃和綠葉蔬菜，如菠菜、羽衣甘藍和散葉甘藍，而蔬菜如甜椒和綠花椰菜也含量適中。有愈來愈多的證據指出，增加葉黃素和玉米黃素的攝取可以改善黃斑色素的光密度，而這在維持視力和支持視網膜功能方面非常重要。

AMD 的危險因素包括年齡、飲食和營養、曝曬陽光、吸菸習慣、遺傳和心臟病。此外，女性比男性更容易罹患 AMD，而白種人的風險比非裔美國人更大。

營養補充品		
補充品	使用方法	註解
眼睛身體綜合保健營養素（Eye and Body Complex）	每日二次，每次三顆	平衡配方
Longevinex（白藜蘆醇）	依標籤指示	支持視網膜功能

營養補充品		
補充品	使用方法	註解
硒	每日 400 微克	抗氧化劑
維生素 A	每日 3,000 IU（使用乳膠形式更容易吸收且更安全）	抗氧化劑
維生素 C 加生物類黃酮	每日四次，每次 1,000 毫克（使用粉末狀緩型衝抗壞血酸）	抗氧化劑
維生素 E	每日 200 IU	抗氧化劑
鋅（zinc monomethionine）	每日 25 毫克（一天不可超過 40 毫克，使用單蛋胺酸鋅形式）	缺乏可能造成眼睛相關問題

草藥和草藥補充品		
草藥	使用方法	註解
山桑子（Bilberry）	每日 160 毫克	改善視網膜功能
藍莓（Blueberry）	每日飲用 8～10 盎司藍莓茶（約 227～284 毫升）	富含類黃酮
銀杏（Ginkgo biloba）	依標籤指示	乾燥形式有助於刺激微血管內的血液流動

順勢療法		
配方	使用方法	註解
Hamamelis virginiana 6c（北金縷梅）	每日三至四次，每次三至四顆含在舌下自然溶化	緩解靜脈充血和血管浸潤
Lachesis 6c（南美毒蛇）	每日三至四次，每次三至四顆含在舌下自然溶化	適用黃斑部病變引起的肌肉疲勞
Phosphorus 6c（磷）	每日三至四次，每次三至四顆含在舌下自然溶化	適用許多眼睛症狀，改善組織代謝和減少血管和血液變性

建議

- 雖然你無法停止老化過程，但你可以留意你的飲食。均衡的飲食與大量的新鮮蔬菜和水果，以及最少的加工食品。
- 增加豆類、黃色蔬菜、富含類黃酮的漿果（如藍莓、黑莓和櫻桃），以及富含維生素 C 和 E（如水果和蔬菜）等食物。
- 避免酒精、香菸煙霧、糖、飽和脂肪，以及含有脂肪或高溫、暴露空氣的多油食物，包括油炸、漢堡、罐頭肉和烤堅果等食品。

多發性硬化症

　　多發性硬化症（MS）是一種體內中樞神經系統發炎的疾病，這種疾病會破壞神經周圍的保護髓鞘。多發性硬化症有可能是某種形式的自體免疫性疾病，甚至可能源自於病毒感染。多發性硬化症可能影響視神經，導致視力問題，範圍從輕度症狀到色覺產生變化，出現盲點甚至完全失明。它還可能影響眼外肌，造成眼部疾病如複視到斜視、雙眼協調不良，以及可能的眼球震顫症。事實上，在很多時候，這些視覺問題是多發性硬化症的第一個跡象。

　　多發性硬化症通常在二十五至四十歲之間被診斷出來，其中女性罹患的機率是男性的兩倍，而兒童或六十歲以上的成人則很少被診斷出這種疾病。這種疾病診斷沒有單一的測試，所以診斷必須透過排除其他可能原因的症狀。

　　幸運的是，大多數多發性硬化症患者都有緩解期，其症狀會獲得改善或甚至消失。而且緩解期通常長達數年，一般只有歷經多年以後才有可能發生嚴重的視力損害；或者是根本沒有發生。目前改善多發性硬化症和相關眼睛問題的方法是使用系統性類固醇和其他藥物。當今尚未有已知治療多發性硬化症的方法，但以下補充品和飲食建議已被證實有助於緩解症狀。長期多發性硬化症患者或許受益有限，但初期症狀的年輕人可能會發現適當的補充品可以延緩或甚至停止疾病的進展。

營養補充品		
補充品	**使用方法**	**註解**
膽鹼和肌醇	依標籤指示	刺激中樞神經系統和保護髓鞘
輔酶 Q10	每日 100 毫克	促進循環和提高組織氧合；增強免疫系統
γ - 亞麻酸或護眼劑（Bio Tears）	依標籤指示	必需脂肪酸有助於控制多發性硬化症；多發性硬化症患者往往缺乏 MS
硫	每日二至三次，每次 500 毫克	對抗毒性物質
維生素 B 群	每日三次，每次 100 毫克	有助於免疫系統功能和維護神經健康
維生素 B_6	每日三次，每次 50 毫克	促進紅血球細胞生產，支持神經系統和免疫功能
維生素 B_{12}	每日兩次，每次 1,000 微克（使用舌下錠形式）	支持細胞長壽，並且透過維護髓鞘來預防神經損傷
維生素 D_3	每日 5,000 IU	多發性硬化症的發展可能與維生素 D_3 不足有關

草藥和草藥補充品		
草藥	使用方法	註解
紫花苜蓿（alfalfa）	依標籤指示	維生素 K 的優質來源
牛蒡（Burdock） 蒲公英（Dandelion） 紫錐花（Echinacea） 金印草（Goldenseal） 紅花苜蓿（Red clover） 聖約翰草（St. John' s wort） 土茯苓（Sarsaparilla） 南美洲蟻木樹內皮（Taheebo） 西洋蓍草（Yarrow）	依標籤指示	優質的排毒物
大蒜（Garlic）	每日三次，每次 1,000 毫克	硫的優質來源
半邊蓮（Lobelia） 黃岑（Skullcap） 纈草（Valerian）	依標籤指示 （睡前使用）	鎮靜神經和助眠

順勢療法		
配方	使用方法	註解
Aurum 6c（金泊）	每日三至四次，每次三至四顆含在舌下自然溶化	舒緩疼痛

順勢療法		
配方	使用方法	註解
Gelsenmium sempervirens 6c（黃素馨）	每日三至四次，每次三至四顆含在舌下自然溶化	舒緩帶有發燒的頭痛
Hyoscyamus 6c（天仙子）	每日三至四次，每次三至四顆含在舌下自然溶化	緩解痙攣
Natrum muriaticum 6c（海鹽）	每日三至四次，每次三至四顆含在舌下自然溶化	舒緩疼痛
Nitricum acidum 6c（硝酸）	每日三至四次，每次三至四顆含在舌下自然溶化	舒緩疼痛

建議

- 只吃未經化學處理過、不含化學添加劑的有機成分食物，包括雞蛋、新鮮水果、無麩質穀物、生堅果和種子類、新鮮蔬菜和冷壓植物油，多發性硬化症患者的最佳飲食是素食。
- 多吃含有乳酸的食物，包括酸菜和醃黃瓜。另外，富含葉綠素的物質也非常有益，其中包括深綠色多葉蔬菜。
- 強大的免疫系統可以透過協助身體抵抗感染以避免多發性硬化症發展，因在多發性硬化症發作之前通常身體是先受到感染。
- 一旦確診，你和家人要多瞭解該疾病，並尋求情感上的支

持。留意你的飲食，補充營養品，並且保持正面的心態和純淨的生活形態。

 近視

近視沒有治療的方法，近視是人類常見的眼球屈光缺陷性疾病，影響32％的美國人口和80％的亞洲人口。近視通常從童年開始，並且持續惡化直到成年早期，由於此時沒有其他應激因素，因此視力日趨穩定。遺傳可能是這種情況的其中一個因素，因為研究指出，近視父母的孩子發展成近視的可能性更高，近視在從事大量近距離工作的社會中也會更加普遍。換句話說，在閱讀和近點工作愈多的社會族群中，人口產生近視的比率也愈高。

在兒童中，近視度數會隨著近點活動時間的增加而加深。在美國有將近2％的兒童在進入學校時有某種程度的近視，且度數會隨著年齡增加而加深。雖然人們普遍認為近視度數到了二十歲出頭就會穩定下來，但現在醫生卻看到目前近視的度數在二十多歲，甚至三十歲還仍然加深中。幾乎可以肯定的是電腦是這種變化的罪魁禍首之一，因為電腦需要持續的近距離用眼，而且愈來愈多兒童和成年人在電腦前花的時間也有增無減。

研究顯示，近視兒童體內來自日光的維生素 D 值比非近視的兒童低20％。我們知道維生素 D 有參與細胞信號傳導，與維生素

A酸（改變眼睛生長的速率）一起運作，並且可能對眼睛屈光不正產生影響，雖然這個概念仍被認為是新興科學，但看起來似乎有其可能性。

若要孩子不從事近距離的活動似乎不太可能，在小學時，他們要看的書相當於七百本之多，再加閱讀占用了玩樂時間和使用電腦，這也難怪現在這麼多人都有近視。調查顯示，八至十八歲的孩子每天花七個小時看數字相關的圖像，看起來這種情況似乎在短時間之內無法找到解決之道。

營養補充品		
補充品	使用方法	註解
鈣	每日 800 毫克（搭配維生素 D_3）	膠原蛋白形成的重要物質
鉻	每日 80 至 100 毫克	近視者體內大都缺乏鉻
銅	每日 1 毫克	膠原蛋白形成的重要物質
維生素 A	每日 3,000 IU	適用於各種眼睛狀況
維生素 C	每日 2,500 毫克	強化眼睛；強化膠原蛋白
維生素 D_3	每日 5,000 IU	影響眼睛生長的細胞信號

建議

● 一旦你的孩子開始上學，一定要安排他們定期做視力檢查，並且確保做近視檢測。

● 在進行近距離活動時，要讓眼睛定時休息一下。

●增加纖維攝取量，並且減少碳水化合物攝取量，避免大多數加工食品。

●如果生病發燒，應盡量避免近距離活動。高溫會使膠原蛋白變軟弱，變得容易擴張扭曲，因而造成眼壓增高。

夜盲症

在美國，真正的夜盲症是相對罕見的情況，這種疾病的主要症狀是在夜間視力條件下視覺敏銳度降低。在大多數情況下，夜盲症是由於營養缺乏引起的——特別是維生素 A，而且在不發達國家中更是常見。維生素 A 是形成光敏感受體蛋白質視紫質（rhodopsin）的必需營養素。此外，夜盲症的其他原因為疲勞、情緒障礙和遺傳因素。

對於剛開始近視的人而言，抱怨在夜間很難看清楚也是很常有的事，但這與真正的夜盲症不同，比較可能的原因是他們正經歷暫時性誘導型近視，而不是真正的夜盲症。

鋅缺乏與夜間視力減退有關，通常這是由於鋅在維生素 A 的代謝中具有重要的作用，此外，它會與銅競爭吸收力，所以一定要設法平衡這兩種礦物質。研究顯示，增加肌醇三磷酸值的藥物會增加眼睛內的細胞碎片，因此服用肌醇與維生素 D 可能有益於治療夜盲症。

人們經常提及吃山桑子可以使夜間視力更加敏銳，這個信念

因英國皇家空軍飛行員的故事而廣為流傳，據說他們靠吃山桑子來增強視力，並且因此擊敗敵人。儘管山桑子對夜視的影響尚未得到證實，但從老鼠的研究中已得知一些證據，也就是攝取山桑子可能會抑制或逆轉眼睛疾病如黃斑部病變。山桑子肯定是類黃酮的優質來源，其中有些還具有抗氧化活性。然而，目前它們不可視為是治療夜視問題的有效方法。

有一些非常嚴重的眼睛病症其主要的症狀是夜盲症，最著名的是視網膜色素病變，而支援這種症狀的補充品則是取決於病症的原因。

營養補充品		
補充品	**使用方法**	**註解**
銅	每日 1 毫克	如果服用鋅，那麼一定要補充銅
肌醇	每日 2,000 毫克	結合 1,000 毫克維生素 D_3
維生素 A	每日 3,000 IU	支持視網膜
維生素 B 群	每日 75 至 100 毫克	有助於神經功能
玉米黃素	每日 8 毫克	改善對比敏感度
鋅	每日 25 毫克	適合搭配維生素 A

建議

●每年做一次完整的眼睛檢查，定期檢查可以在無法挽回之前發現夜盲症。

● 一般來說，補充飲食與維生素 A 有助於保護眼睛免於夜盲症。此外，如果維生素 A 效果不大，那麼維生素 B_1、B_2 和 B_3 和鋅也可以減緩夜盲症。

 ## 視神經炎

視神經炎是視神經發炎，它也是一種軸性球後神經炎。視神經炎通常是視力急性模糊或視力喪失，幾乎總是只有一隻眼睛受到影響，雖然偶爾雙眼會同時發生。視神經炎的病情通常在幾天內會達到高點，然後在八至十二週之內漸漸好轉。

根據估計，大約有 55％的多發性硬化症患者有視神經炎的症狀，在一般情況下，視神經炎的第一個徵兆為多發性硬化症。一項研究報告指出，視神經炎患者如果也有脊髓液異常的問題，那麼他們發生多發性硬化症的風險也會相對提高。其他的研究已經證實，大多數視神經炎患者其腦中顯示有脫髓鞘（demyelination）的跡象，雖然其他疾病過程也可能導致視神經炎，但在年輕健康的人口中，多發性硬發症是最有可能的原因。

皮質類固醇是這種病症的標準治療方法，當缺乏綜合維生素 B 或 B_1 時會導致視神經炎，若患者適時補充這些維生素三至四天後，病症就可以漸漸復元。然而，即使體內沒有缺乏維生素 B 群，平時也要確保攝取足夠的維生素 B，因它們是神經組織健康的必需營養素。

均衡的飲食是有效修復和維持肌肉和神經的必要之道，每當受到感染時，你一定要增加熱量、蛋白質和液體的攝取量。

營養補充品		
補充品	使用方法	註解
魚油	每日 3,000 至 5,000 毫克（EPA）	抗發炎
穀胱甘肽	每日 500 至 1,000 毫克	支援神經和大腦組織
卵磷脂	每日兩次，每次 2 茶匙（使用粒狀型式）	保護和修護神經
鎂	每日 400 毫克	補充維生素 B 群
蛋白質	每 1 磅體重（約 0.45 公斤）每日需攝取 0.3 公克的蛋白質*	修復身體組織的重要營養素
維生素 B 群	每日至少 100 毫克	有助於神經功能

草藥和草藥補充品		
草藥	使用方法	註解
山桑子（Bilberry）	每日 60 毫克	抗氧化劑
燕麥（Oats）	依標籤指示	鎮靜神經，舒緩黏膜
黃岑（Skullcap）	依標籤指示	鎮靜神經，緩解痙攣
聖約翰草（St. John' s wort）	依標籤指示	抗發炎，修復與重建神經

＊ 約每 1 公斤體重每日需攝取 0.6 公克的蛋白質。

草藥和草藥補充品		
草藥	使用方法	註解
纈草（Valerian）	依標籤指示	鎮靜神經，緩解痙攣

順勢療法		
配方	使用方法	註解
Aconite 6c（烏頭）	每日三至四次，每次三至四顆含在舌下自然溶化	適用於早期視神經炎 舒緩疼痛和發炎
Apis mellifica 6c（蜜蜂）	每日三至四次，每次三至四顆含在舌下自然溶化	緩解發炎
Hypericum perforatum 6c（貫葉連翹）	每日三至四次，每次三至四顆含在舌下自然溶化	減緩神經發炎
Phosphorus 6c（磷）	每日三至四次，每次三至四顆含在舌下自然溶化	適用於許多眼睛症狀
Spigelia 6c（赤根草）	每日三至四次，每次三至四顆含在舌下自然溶化	適用於疼痛和神經敏感

建議

● 放鬆是療癒過程的關鍵部分，試著減輕生活中各方面的壓力水平。

- 避免刺激物，如咖啡、軟性飲料和香菸。
- 增加液體攝取量。
- 多吃新鮮水果和蔬菜，以及生堅果和種子類。

 瞼裂斑

　　結膜上有黃色或白色的沉積物，被認為是由於暴露於過多的紫外線、灰塵或風中引起的症狀，常見於戶外工作者，例如農民、園丁、救生員、衝浪者和建築工人。因為它們不會影響視力，所以這些沈積物無需立即去除。當受到刺激時瞼裂斑會腫脹，不過一旦刺激物消除，它們就會恢復穩定的狀態。這種症狀目前沒有醫藥可以治療，瞼裂斑之所以出現表示眼睛受到環境壓力的影響，需要採取一些行動來減輕這種症狀。在一般情況下，這種病症的正統治療是減少眼睛的刺激，許多醫生建議使用非處方眼睛潤滑劑，但這些只是暫時緩和的作法。

　　瞼裂斑是眼瞼區角膜表面出現斑塊，而營養輔助則是針對維護淚膜和眼前房表面提供營養素。

營養補充品		
補充品	使用方法	註解
護眼劑（Bio Tears）	依標籤指示	維護淚膜

維生素 A	每日 5,000 IU	維護上皮細胞
維生素 C	每日 2,000 至 6,000 毫克，分多次攝取	保護眼睛和支持組織癒合
鋅	每日 25 毫克	增強免疫系統

草藥和草藥補充品		
草藥	**使用方法**	**註解**
洋甘菊（**Chamomilla**）	使用熱敷或作為洗眼劑	舒緩眼睛組織
小米草（**Eyebright**）茴香（**Fennel**）	使用熱敷或作為洗眼劑	適用於發炎

順勢療法		
配方	**使用方法**	**註解**
Apis mellifica 6c（蜜蜂）	每日三至四次，每次三至四顆含在舌下自然溶化	緩解眼睛腫脹
Pulsatilla 6c（白頭翁）	每日三至四次，每次三至四顆含在舌下自然溶化	適用於眼瞼沾黏
Ruta graveolens 6c（芸香）	每日三至四次，每次三至四顆含在舌下自然溶化	適用紅眼睛
Sulphur 6c（硫）	每日三至四次，每次三至四顆含在舌下自然溶化	適用於眼瞼發紅

建議

- 留意你的膽固醇值。一些專家認為，瞼裂斑可能與膽固醇值有關，不過，目前尚未有這方面的相關研究。
- 出門一定要戴隔離紫外線輻射 UV 防護的太陽眼鏡。
- 當受到刺激時，舒緩洗眼劑是鎮靜瞼裂斑最佳的補救方法，可以使用上述提及的草藥補救措施和洗眼劑，但千萬不要使用促使眼睛美白的眼藥水。
- 遠離刺激性的環境，長時間出門在外時要戴太陽眼鏡。如果覺得眼睛乾燥，你可以遵循乾眼症候群章節的相關指示。

翼狀贅片

眼白上一種良性生長的翼狀贅片，通常被誤認為是一種斑紋，也認為是由於暴露於紫外線而產生。這種症狀較常見於靠近赤道區的人口中，特別是從事戶外活動的族群。隨著翼狀贅片生長，它會覆蓋角膜和其下表層，隨著翼狀贅片擴大，角膜會因此受到拉扯和扭曲，通常翼狀贅片與瞼緣炎有關。

目前導致這種症狀的確切原因不明，但常見於炎熱的氣候環境下，而且在經常衝浪者中更是屢見不鮮，因為他們常在風大的海洋和太陽下出沒。營養輔助則是針對維護淚膜和角膜表面提供營養素。

營養補充品		
補充品	使用方法	註解
護眼劑 （Bio Tears）	依標籤指示	維護淚膜和眼前房表面
維生素 A	每日 5,000 IU	維護上皮細胞
維生素 C	每日 2,000 至 6,000 毫克，分多次攝取	保護眼睛和支持組織癒合
鋅	每日 40 毫克	增強免疫系統

草藥和草藥補充品		
草藥	使用方法	註解
洋甘菊（Chamomilla）	使用熱敷或作為洗眼劑	舒緩眼睛組織
小米草（Eyebright） 茴香（Fennel）	使用熱敷或作為洗眼劑	促進循環

順勢療法		
配方	使用方法	註解
Apis mellifica 6c （蜜蜂）	每日三至四次，每次三至 四顆含在舌下自然溶化	緩解眼睛周圍腫脹
Bellis perrenis 6c（雛菊）	每日三至四次，每次三至 四顆含在舌下自然溶化	有助於癒合和強化 微血管
Lachesis 6c （南美毒蛇）	每日三至四次，每次三至 四顆含在舌下自然溶化	舒緩發炎

順勢療法		
配方	使用方法	註解
Ruta graveolens 6c（芸香）	每日三至四次，每次三至四顆含在舌下自然溶化	舒緩灼熱發紅的眼睛
Sulphur 6c（硫）	每日三至四次，每次三至四顆含在舌下自然溶化	適用於眼瞼發紅

建議

● 一旦翼狀贅片開始生長，減少暴露於環境刺激物是最佳的作法的，遠離風塵、陽光和煙霧。另外，經常保持你的眼睛潤滑和溼潤。

● 佩戴可完全阻擋紫外線輻射的太陽眼鏡。

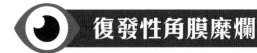

復發性角膜糜爛

　　復發性角膜糜爛是角膜磨損後，角膜上皮細胞無法黏附在基底膜上，進而導致疼痛，對光的敏感度增加，產生眼睛異物感和流淚的狀況。治療這種疾病最溫和的方法是使用人工淚液或臨時的抗生素，同時還可能使用睡前潤滑眼藥膏，以避免眼瞼黏到脫落的角膜細胞。如果這種方法不成功，那你可以使用拋棄式隱形眼鏡來保護角膜免於與眼瞼接觸。如果刮傷很深，這時可能還需要加壓拋棄式隱形眼鏡。

　　營養補充品的目的在支持角膜表面和淚膜。由於透明質酸（玻尿酸）具有多種不同屬性，所以在這個治療的過程中具有重要的作用。

營養補充品		
補充品	使用方法	註解
護眼劑（Bio Tears）	依標籤指示	維護眼前房表面
透明質酸（玻尿酸）	依需要使用 （選擇眼滴劑型式）	有助於上皮細胞的完整性
維生素 A	每日 3,000 IU	維護角膜組織
維生素 C	每日三次， 每次 500 毫克	建立膠原組織

草藥和草藥補充品		
草藥	使用方法	註解
蘆薈液 （Chamomilla）	作為洗眼劑， 每日使用	增加黏蛋白
蠟果楊梅（Bayberry） 小米草（Eyebright） 金印草（Goldenseal）	作為洗眼劑，每日兩次 （金印草不可內服持續 超過一個星期，且懷孕 期間不可使用）	適用所有眼睛症狀
紫草（Comfrey）	作為洗眼劑	促進癒合
白柳樹皮 （White willow bark）	視需要每日 400 毫克	舒緩疼痛

順勢療法		
配方	使用方法	註解
Aconite 6c（烏頭）	每日三至四次，每次三至四顆含在舌下自然溶化	舒緩疼痛和發炎
Hypericum perforatum 6c（貫葉連翹）	每日三至四次，每次三至四顆含在舌下自然溶化	減少神經受損的影響

建議

- 永遠保持眼睛溼潤，即使在睡眠期間，眼瞼可能會相互分開，進而使眼睛變乾。如有必要，請在睡覺時使用外科手術膠帶以保持眼瞼閉合。
- 避免強光、多風、塵土飛揚或其他乾燥的環境。

 視網膜色素病變

視網膜色素病變（RP）是一種遺傳性視網膜疾病的術語，可能從嬰兒期到中年後任何一個時間開始產生。視網膜色素病變的特徵是視桿和視錐細胞逐漸流失，一開始是視桿細胞死亡，通常發生在青春期，進而導致夜盲症。隨著這種情況發展，周邊視力在成年早期會漸漸喪失，到了晚年則是失去中心視力。

　　雖然目前沒有治療視網膜色素病變的方法，但可能有一些作法可以減緩其進展。研究指出，維生素 A 棕櫚酸酯可能會減緩視網膜色素病變患者視網膜功能衰退。此外，結合維生素 A 和 DHA 補充品也可能有所幫助。有一些科學家還指出葉黃素具有保護作用，如果視網膜色素病變患者在四十歲以後補充葉黃素、維生素 A 和魚油，那麼其周邊視野的敏感度可以維持正常至少多三到十年左右。有些形式的視網膜色素病變被認為是慢性銅中毒的結果，因此，目前已經提出銅螯合藥物作為一種治療方法，而在飲食中加入鋅也可能達到類似的成效。

　　視網膜色素病變與黃斑部病斑有一些共同的特徵，包括光感受細胞退化和視網膜色素上皮細胞死亡，而這兩種疾病也可能與氧化應激誘導的損傷有關。因此，毫無疑問，一些被認為可以預防黃斑部病變的營養素，對視網膜色素病變的患者也可以發揮一些效益。

營養補充品		
補充品	使用方法	註解
魚油	每日 3,000 毫克 （至少 1,000 毫克 DHA）	支援視桿功能
肌醇	每日 2,000 毫克	結合 1,000 毫克維生素 D_3
葉黃素	每日 20 毫克	支援視桿功能
維生素 A	每日 15,000 IU（使用乳膠 形式更容易吸收且更安全）	適用於所有視網膜症狀

營養補充品		
補充品	使用方法	註解
鋅	每日 25 毫克	有助於維生素 A 輸送與支援免疫系統

順勢療法		
配方	使用方法	註解
Nux vomica 6c（馬錢子）	每日三至四次，每次三至四顆含在舌下自然溶化	適用神經發炎
Phosphorus 6c（磷）	每日三至四次，每次三至四顆含在舌下自然溶化	支持神經和血管完整性

建議

- 目前醫療界尚無針對視網膜色素病變的治療，眼科醫師建議與有附設低視能的眼科診所保持聯繫，並且善用你可以獲得的最佳低視能輔助設備。
- 遺傳諮詢也可以協助你找出任何的遺傳性疾病。

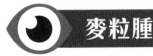 麥粒腫

外部麥粒腫是眼瞼邊緣的睫毛或汗腺的皮脂腺底部受到感染，外觀是在眼瞼外緣長出像小紅色的腫塊，儘管它們也可能在眼瞼下

方形成，通常是急性發作，大多數在一個星期內消失，但難搞的麥粒腫可能需要切除和取出，有時還必需使用局部抗生素。

市面上有一些治療麥粒腫的非處方配方含有氧化汞，這些配方或許有效，但由於含汞的製劑可能會刺激眼睛，引起搔癢、刺痛和發紅。基於這個原因，並不建議使用這些產品，而營養品輔助則是針對其抗發炎的效果。

營養補充品		
補充品	使用方法	註解
魚油	每日 3,000 毫克（EPA 和 DHA）	抗發炎
維生素 A	每日 5,000 IU	適用於所有眼睛外部的症狀，特別有助於常發性的麥粒腫

草藥和草藥補充品		
草藥	使用方法	註解
小米草（Eyebright）	作為敷眼片或洗眼劑	適用於所有眼睛症狀
覆盆子（Raspberry）	作為敷眼片或洗眼劑	適用於麥粒腫大量分泌的狀況

順勢療法		
配方	使用方法	註解
Lycopodium 6c（石松）	每日三至四次，每次三至四顆含在舌下自然溶化	適用於麥粒腫大量分泌的狀況
Pulsatilla 6c（白頭翁）	每日三至四次，每次三至四顆含在舌下自然溶化	適用於麥粒腫黏膜分泌的狀況；特別有助於兒童上眼瞼的麥粒腫；有助於舒緩發炎
Sepia 6c（烏賊）	每日三至四次，每次三至四顆含在舌下自然溶化	適用於麥粒腫眼淚過多的情況
Staphysagria 6c（飛燕草）	每日三至四次，每次三至四顆含在舌下自然溶化	適用於眼瞼腫粒，尤其是復發性麥粒腫；支持結締組織舒緩發炎
Sulphur 6c（硫磺）	每日三至四次，每次三至四顆含在舌下自然溶化	適用於復發性麥粒腫，舒緩發炎

建議

- 千萬不要試圖自行擠出成熟的麥粒腫，這樣做可能會導致問題更為嚴重。相反的，請聯繫你的醫生進行適當的治療。
- 在早期階段，一天可進行多次熱敷。

眼結膜下出血

鞏膜或眼白的血管實際上深植在結膜內，如果這些血管因為任何原因滲漏，血液將流到結膜和鞏膜之間的空間。對於旁觀者而言，這些血液顯而易見，但不會溢出眼睛表面。

這是一種良性疾病，也是紅眼的常見原因。年輕患者的主要危險因素是創傷，而老年人的常見原因則是包括全身性血管疾病，如高血壓、糖尿病和動脈硬化。如果這個問題一直復發或持續存在，那麼則需要進一步評估，其中包括系統性高血壓、出血性疾病或眼部惡性腫瘤的檢測。

針對這種症狀的營養治療重點在於維護眼前組織與血管的強度。

營養補充品		
補充品	使用方法	註解
鈣和鎂	每日 1,000 至 1,500 毫克綜合補充品	血液凝結的必需元素
維生素 A	每日 5,000 IU	適用於所有眼前房症狀
維生素 B 群	每日 100 毫克	降低同半胱胺酸值
維生素 C	每日 3,000 毫克	血液凝結和強化血管壁的重要元素
維生素 K	每日 120 微克	有助於凝結

草藥和草藥補充品		
草藥	使用方法	註解
紫花苜蓿（Alfalfa）	依標籤使用	維生素 K 優質來源
菠菜（Spinach）	每日一杯	維生素 K 優質來源

順勢療法		
配方	使用方法	註解
Arnica montana 6c（山金車）	每日三至四次，每次三至四顆含在舌下自然溶化	適用於因損傷造成的結膜下出血；減少出血和靜脈充血
Sanguinaria 6c（血根草）	每日三至四次，每次三至四顆含在舌下自然溶化	促進血管舒縮活性；舒緩充血

建議

- 如果你經常出現結膜下出血，特別是沒有明顯的原因，那你應該諮詢你的內科醫生進行血液檢查。
- 當你留意到結膜下出血時，可以先用溼潤的冷毛巾敷在患處，並且在第一個二十四小時內重複多次。
- 在第一個四十八小時之內，除了冷敷外不需要任何的治療。
- 到了第四天，可以開始在患處使用熱敷，熱敷會加速可見血液的消退。

總結

　　所有的療癒都需要體內均衡的營養。我們一定要記住，眼睛是身體的一部分，如果生病了，問題就會出現。雖然許多人覺得他們透過飲食已獲得足夠的必需營養素，但事實上他們的體內很可能缺乏一些維生素和礦物質。全方位的營養補充品可能適用於大多數的人，但不能作為良好膳食的替代品，而是一種安全防護網和確保癒合的必要工具。

Part Three
營養療法

使用營養療法來保健眼睛健康不是吞幾顆藥丸就能達到效果，這包含生活形態的改變，不僅有助於治癒眼睛，還可以促進整體的身體健康。這些新的日常生活習慣包括攝取營養豐富的食物、經常運動，並且視情況需要服用膳食補充劑。除了補充維生素和礦物質之外，草藥治療也有其療效，而順勢療法更可以提供一個你或許從未想過的方法。這個章節我們將深入瞭解飲食的基本知識，並概述目前許多廣為人知的飲食習慣，同時也會探討各種營養補充品的影響，以及揭開草藥和順勢療法的概念。

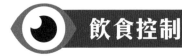

飲食控制

對於大多數人來說，「飲食控制」（diet）一詞是飢餓、限制和悲慘生活形態的代名詞，而且營養諮詢往往令人困惑和沮喪，因為今日你可能會聽到某些食物或補充品對你有益，隔天卻又來個大逆轉。然而不管怎樣，事實就是我們吃下肚的食物，在健康各方面都會產生極重要的影響。

身體需要能量才能發揮功能，透過攝取食物、消化和代謝它們的成分來獲取能量。你吃下的食物包含太陽的能量，這些能量被綠色植物捕獲並儲存下來，然後傳遞給果實、種子和動物。基本上，你攝取這些食物，然後燃燒它們內含的燃料。

今日，人們似乎有無窮的食物選擇，然而毫無疑問，食物有「好」、「壞」之分，而且當局不斷地強調我們吃了太多食物。你想想看，一般在典型食品雜貨店中銷售的保健食品其實是一種很無奈的概念，為什麼市面上會出現這種選項呢？所有的食品難道不應該都是健康的嗎？

所以，是否是人們吃的食物量或其他原因，才造成當今我們面臨的肥胖流行病？決定健康的因素很多，其中包括遺傳、環境、社交和精神方面。飲食只是生活形態的一個面向，而生活形態只是健康組合中的一部分。當然，雖然人如其食，但你不僅止於此，如果你深入瞭解一些常見的節制飲食法或許可以從中受益，看看你可以應用哪些方法，在不傷身的原則下，重塑你的腰線與提升你的健康。

　　針對良好視力和眼睛保健的適當營養，特別是飲食，不僅可以激活促進健康的基因，同時還可以使致病的基因失去活性。你不能改變你的基因，但你可以控制一些慢性疾病背後的基因表達。你可以透過選擇支持健康的食物，而不是創造疾病的食物達到這個目標。不幸的是，典型的美國飲食充斥加工食品、垃圾食品、精製穀物、糖、鹽和化學添加劑，這些往往會誘發促進發炎和慢性疾病的基因。當飲食習慣左右控制眼睛的基因時，結果就會導致黃斑性病變、白內障、乾眼症或高血壓性視網膜病變等病症。

飲食的基礎

　　由於每個人的遺傳基因不同，因此不太可能存有適合每個人的完美飲食習慣，但總體而言，有一些普遍的飲食概念已被證實是有益的。例如，儘管人們誤以為吃脂肪會變胖，但身體卻需要脂肪。適量來自野生動物和魚、堅果和種子類的脂肪，可以提供身體優質的能量來源，同時也是打造健康細胞和均衡神經的必需元素。然而，飽和脂肪和穀物多元不飽和 Omega-6 脂肪則會促進發炎。

　　當然，複合碳水化合物也是必需的，因為含有纖維，同時也可以維持體內的血糖和胰島素值穩定。但是，現代飲食含有過量的不健康精製穀物、澱粉和糖，這些食物的消化和吸收過程迅速，進而造成血糖和胰島素值飆升，而血液中這種糖和胰島素急速上升的結果，往往也導致血液中的糖和胰島素急速下降，造成血糖值不穩定的症狀，久而久之發展成如糖尿病等疾病。複合的碳水化合物比單糖代謝更慢，因此它們不會引起血糖值的急劇上升。

穀物含有名為植酸的天然化學物質，會抑制維生素和礦物質的吸收。除非製作過程中經過適當的浸泡、發芽或發酵以去除植酸和其他毒素，不然它們可能會導致營養缺乏。許多原住民會使用浸泡和發酵技術的保存方法，並且受惠於這些做法所提高的蛋白質、維生素和礦物質生物利用率。其中一個很好的例子與大豆有關，雖然生大豆因其內含的雌激素效應會產生問題，但發酵過的大豆（天貝、味噌）可是強效的蛋白質和其他有益健康的營養來源。今日由精製穀物製成的食物已被強化添加礦物質和合成維生素，進而抵消部分植酸和類似物質的抗營養作用。

基本上，適量的健康蛋白質應該搭配新鮮蔬果中的複合碳水化合物，以及合理適量的建議脂肪一起食用。值得注意的是，喝果汁與吃完整的水果不一樣。果汁含有所有的果糖，但不含處理糖時所需的適量纖維。

均衡的飲食應該包括豐富的必需維生素、礦物質和植物化學物質，如類胡蘿蔔素、生物類黃酮和多酚，因為這些物質的抗氧化和抗炎屬性對良好的視力和眼睛保健非常重要。

飲食計畫

目前有超過六十項的研究認為體重過重與慢性眼睛疾病有關，飲食顯然與眼睛健康息息相關，但由於飲食計畫的數量多到讓人無所適從，似乎很難找到適合我們身體的計畫。你的眼科醫生或營養師可以指導你選擇正確的膳食計畫，這不僅有益於你的眼睛，而且還有助於提升你的整體生活。

阿特金斯飲食（Atkins Diet）

　　自從一九六〇年代以來，阿特金斯飲食在全世界已形成一股風潮，這是一種攝取大量食物、沒有飢餓感，卻仍然可以減肥的方法。阿特金斯飲食法根據的理論是碳水化合物最終會變成脂肪，進而導致體重增加，因此主張透過吃大量的蛋白質和脂肪，並且去除或嚴格限制碳水化合物，以達到減輕體重的目的。少了碳水化合物，身體被迫將脂肪轉化為能量，這是一個低效能的過程。身體以更快的速度利用其儲存的脂肪，從而促使體重減輕，這個理論似乎有益於那些對碳水化合物代謝有問題的節食者。

　　然而，阿特金斯飲食法也引發不少批評，其中自有其道理。由於它建議吃更多的動物性蛋白質和脂肪，但這些食物會導致水分從身體流失，反而使腎臟承受更多的壓力，最終造成糖尿病患者身體更加衰弱。阿特金斯飲食法也被認為會增加罹患心臟病的風險，因為其富含紅肉成分。最後，阿特金斯飲食法可能會造成危險的低血糖值（低血糖）。對於患有糖尿病的人，極低血壓可能導致昏迷，大多數專家認為，糖尿病患者採取阿特金斯飲食法可能有風險，不應該在沒有醫師的允許和監督下進行。

　　雖然傳統的減肥法主要是限制精製糖和會轉化成糖的食物，但這種飲食法可能會涉及不健康的脂肪和蛋白質含量。

生酮飲食（Ketogenic Diet）

　　生酮飲食含有大量的脂肪和極少量的碳水化合物與蛋白質，這種概念類似於阿特金斯飲食（事實上，一些最新的研究指出，改良過的阿特金斯飲食與生酮飲食一樣好），典型生酮飲食的脂

肪、碳水化合物和蛋白質的比例為 4：1：1。有些人認為生酮飲食極其困難且讓人失去胃口，反倒是低碳水化合物飲食者認為那些人因為這樣而打消念頭非常愚蠢。

說到脂肪，你可能會對脂肪與其對健康的負面影響感到困惑，關於這個議題至今在醫療保健專業人士之間仍然爭論不休。事實上，所有形式的脂肪都不一樣，其中的關鍵詞是「Created」（產生），因為有些飽和脂肪是自然生成，有些則是人為製造，例如來自加氫過程的飽和脂肪。在加熱這些物質的同時，透過加入氫原子來氫化處理植物油和種子油，以促使油質變濃稠，這有利於加工食品的保存期限，並且使這些食品的口感更紮實酥脆。醫學界和科學界現在對這些氫化植物和種子油的看法一致，認為我們應該避免使用。這些由氫化產生的人造脂肪稱為反式脂肪，關於這些人造化合物對健康的危害已無庸置疑，正當美國食品藥物管理局（FDA）即將採取進一步措施排除食品中的反式脂肪時，你更應該做出正確的選擇來避免它們。

地中海飲食（Mediterranean Diet）

基於克里特島的典型食物模式，一九六〇年代早期風行於希臘以及義大利南部，地中海飲食強調大量的植物、新鮮水果、橄欖油和乳製品（主要是乳酪和優格），其中還鼓勵攝取適量的魚類、家禽和雞蛋，以及少量的紅肉。此外，適量的紅酒也列入其中。這種飲食的總脂肪占熱量大約 30％，其中飽和脂肪大約占 8％。

研究顯示，在沒有服藥的情況下，採用地中海飲食法的第

二型糖尿病患者比採用低脂肪飲食的人更能有效控制其病情的發展。一項關於糖尿病的研究指出，採用地中海飲食的受試者，只有44%的人需要藥物控制，而採用低脂飲食的受試者則有70%的人需要藥物控制。

奉行地中海飲食與地中海地區健康中年成人初發性致命和非致命心臟病的發病率呈反比有關。雖然膳食因素是地中海飲食有益健康背後的一個原因，但健康、經常運動的生活型態也扮演一個很重要的角色。

舊石器時代飲食（Paleo Diet）

舊石器時代飲食或古老飲食，是基於現代人類基因適合舊石器時代祖先的飲食為前提，而且人類在基因方面自農業發展以來幾乎沒有任何變化。因此，根據其說法，這種類似於祖先飲食的飲食法是促進人類健康和福祉的理想飲食。在幾乎所有人類祖先的進化歷史上，人類和人類的祖先都是以採集狩獵的生活方式存活下來。

這種飲食法的支持者認為，現代人遵循類似舊石器時代狩獵採集者的飲食法，可以大幅遠離他們認為的各種富裕疾病，如糖尿病。支持者指出這種飲食法的幾種營養特徵，包括以瘦肉、海鮮、蔬菜、水果和堅果為主，以及少量的低穀物和乳製品。此外，它富含不飽和脂肪酸、膳食膽固醇和幾種維生素。研究結論指出，與典型的糖尿病飲食相比，舊石器飲食法可以改善血糖控制和幾種心血管的危險因素。由於舊石器時代的祖先吃野生動物，包括器官和大腦，因此他們攝取的 Omega-3 脂肪酸比我們

多，而 Omega-6 脂肪酸則比我們少。由於他們在外面的時間較多，接受更多陽光的照射，因此他們體內也擁有較高的維生素D，而這些物質對健康有很大的影響。

生食飲食（Raw FoodDiet）

素食飲食的延伸——生食飲食由未經加工、烹調加熱到 40℃（104 °F）以上的食物組成。生食主義者認為食物加熱超過以上的溫度會流失大部分的營養價值，對身體較不健康（甚至是有害的）。其論點是：生鮮食物含有天然的酶、維生素和礦物質，這是建立蛋白質和維護身體健康所需的營養素，而加熱食物的過程會殺死這些有益的物質，甚至還可能因此產生毒素。生食典型的食物包括水果、蔬菜、堅果、種子、發芽穀物和豆類。

生食主義者認為，咖啡、酒精和菸草等物品是屬於刺激性物質，根據這種飲食的理論，這些是不良的選擇。此外，要避免加熱的脂肪和蛋白質，包括油炸類和烤堅果，因為它們被認為是致癌的物質。

正如大多數極端的飲食一樣，生食飲食要持之以恆可能具有挑戰性。毫無疑問，生食飲食對於任何追求健康飲食的人而言，都有可取之處，但自從人類發現火以來，我們的大部分食物都經過烹煮，而這個過程也有一些好處。還是那句老話，飲食均衡是最好的選擇。

素食飲食

素食飲食中的脂肪量降低有助於胰島素在體內更有效的運

作，研究發現，口服藥物或胰島素患者在執行近似素食飲食和運動計畫後，可以在二十六天後停止使用這些藥物。此外，以大豆為主的食品通常在素食飲食中具有重要的作用，可以降低膽固醇、降低血糖值，並且改善糖尿病患者的葡萄糖耐受性。而存在於大豆中，名為異黃酮的生物活性化合物可能具有抗糖尿病的作用，在葡萄糖的吸收過程中透過鎖定脂肪細胞特異因子和下游信號分子發揮其效益。

素食主義提出許多其他的健康益處，其中包括心臟健康，因為不含動物脂肪，幾乎沒有膽固醇（而我個人認為飲食中的一些膽固醇不僅無害，而且實際上是有益的，有些人在體內會產生過量的膽固醇，因此在這方面需要進行一些控制）。此外，純素飲食不含乳製品，因此不含牛奶中的酪蛋白，這種物質是類風濕性關節炎和關節疼痛常見的觸發因子。素食主義的另一個優點是，這些飲食含有大量的纖維和營養素，有助於人們減肥和降低血壓。

適合糖尿病患者的營養

糖尿病是指因代謝問題導致的長期血糖升高的病症，高血糖會導致許多健康問題，包括心血管疾病、腎臟疾病、潰瘍和眼睛疾病。第一型糖尿病通常發生在年輕人之中，而且原因不明，而第二型糖尿病往往在成年期出現，主要是與體重問題和缺乏運動有關。

由於這與眼睛問題有關，因此眼科醫師應留意糖尿病這個重要的問題，數百萬美國人患有糖尿病，而且有數百萬人已被診斷為「糖尿病前期」，這種情況每年花費美國醫療保健系統數億美

元。成年型或第二型糖尿病的病例在四十至六十歲的人群中更是普遍，而且十八歲以下被診斷出第二型糖尿病的人數正以驚人的速度增長中。糖尿病是第七大死因，也是成人失明的主要原因。糖尿病視網膜病變每年造成數千件失明的病例，而且與心血管事件增加有關。

糖尿病（diabetes）的流行趨勢已隨著超重和肥胖率增加而加劇，進而衍生「糖胖症」（diabesity）一詞。儘管眼科醫生可能會將時間和精力集中在如何治療與糖尿病相關的眼睛併發症，但在出現這些問題之前，瞭解如何預防第二型糖尿病非常重要。這時營養教育則是關鍵，對於超重的第二型糖尿病患者而言，目前有許多適合的飲食法可供參考，根據症狀的嚴重度和歷時的時間，醫生會建議不同數量的蛋白質、脂肪和碳水化合物。如果你正在考慮改變你的飲食習慣，你可以諮詢你的醫生或營養專家的建議。

椰子油

身體會利用中鏈脂肪酸作為額外的能量來源，這使得椰子油（中鏈脂肪酸的最常見來源）成為一種即時的強效能量，這通常是飲食中單一碳水化合物常見的功能。儘管椰子油和單一碳水化合物都可以快速將能量輸送到身體，但只有椰子油不會促使胰島素飆升。它像碳水化合物一樣，但不會產生任何與長期攝取高碳水化合物相關的胰島素效應。糖尿病和糖尿病前期患者應立即意識到椰子油的好處，事實上，將椰子油添加到這些患者的飲食中，的確有助於穩定體重，以及降低罹患第二型糖尿病的可能性。

椰子油也可以增加甲狀腺活性，提高代謝率。眾所周知，甲狀

腺低下是造成某些人無法減肥的原因之一，無論他們遵循哪種飲食習慣。提高代謝率的其他優點包括加速癒合和整體免疫系統的運作功能更好。由於椰子油中含有的飽和脂肪大部分是月桂酸形式，當需要固體脂肪時，椰子油是部分氫化植物油更好的替代品。

椰子油形式的補充品有助於糖尿病患者，不過令人驚訝的是，除了已知的不足情況下，主要的糖尿病組織單位並未建議這項補充品。但是，愈來愈多的證據指出，某些維生素、礦物質、必需脂肪酸、抗氧化劑和植物可能可以對抗糖尿病併發症。對於那些考慮使用補充品來治療眼睛問題的糖尿病患者而言，指導方針更是少之又少，因為眼科醫師或許不習慣使用這些方法。然而，這些物質已經被證實是有效的：

- **α-硫辛酸**：α-硫辛酸是一種「超級抗氧化劑」，存在於線粒體，可以阻斷蛋白質糖基化，提高葡萄糖轉運到胰島素依賴性組織，並且在動物實驗中減少糖尿病的小大血管併發症。

- **苯磷硫胺**：苯磷硫胺（Benfotiamine）是維生素 B_1 的合成衍生物，主要作用為抗氧化劑，它可以降低與糖尿病微血管併發症有關的四種生化途徑的活性。

- **類胡蘿蔔素**：糖尿病患者血漿中具有高水平的循環類胡蘿蔔素，比低水平的患者發生糖尿病視網膜病變的可能性小。

- **鉻**：鉻是一種重要的礦物質，可以改善胰島素敏感性，降低第二型糖尿病患者的血糖值。

- **輔酶 Q_{10}**：輔酶 Q_{10} 可能有助於改善血糖值，它也可能有助於糖尿病患者控制高血壓。

- **薑黃素**：薑黃素是賦予薑黃帶有黃色色素的化合物。它已被證實可以降低胰島素抗性，並且改善胰腺中分泌胰島素的細胞狀態。
- **Omega-3 必需脂肪酸**：Omega-3 必需脂肪酸補充劑經實驗證實可以預防心律失常，改善第二型糖尿病患者的臨床抑鬱症，並降低周邊胰島素抗性。
- **碧容健**：碧容健（Pycnogenol）是一種法國海洋松樹皮的萃取物，含有顯著降低血糖、改善血管功能和抗發炎的物質。
- **白藜蘆醇**：存在於某些植物中的這種天然物質可以改善糖尿病患者的葡萄糖控制和胰島素敏感性，也可能降低氧化應激。
- **牛磺酸**。這種胺基酸可以維護視網膜的健康，高劑量還可能會降低血糖值。
- **維生素 D**：維生素 D 缺乏會使胰島素敏感性受損，而這與第一和第二型糖尿病有關。
- **白桑（White mulberry）**：白桑是一種含有白色或粉紅色果實的小桑樹。白桑的葉子可能有益於糖尿病患者，因為其提取物可能會抑制高血糖值和動脈斑塊的形成。

運動

　　科學家早就知道，那些透過更健康的飲食、減肥和鍛鍊身體改變生活方式的人，其發展第二型糖尿病的風險也會降低。在二〇〇二年，隸屬於國立衛生研究院的糖尿病與消化和腎臟病國家研究所

（NIDDK）發表的糖尿病預防計畫（DPP）證實了這個觀點。

　　這項多中心臨床研究旨在確定改變生活方式或口服糖尿病藥物二甲雙胍（metformin）治療是否可以預防或延緩第二型糖尿病的發病，而結果則是十分肯定。根據 NIDDK 的發表指出，高風險的人在減少其 7%的體重，並且透過攝取較少量的脂肪和熱量，以及每週至少運動一百五十分鐘保持體重，就可以避免發展成第二型糖尿病。這項研究還發現，飲食和運動可以降低罹患第二型糖尿病約 58%的風險，而生活形態的改變對於六十歲以上的族群特別有效；此外，二甲雙胍有助於預防疾病的發病，可以降低 31%的發病風險，這種效益常見於有體重問題的年輕人身上。

　　研究人員針對第二型糖尿病葡萄糖耐受異常的患者，進行著重在改變生活方式對發病率長期影響的研究，經過六年的時間，每天二十分鐘運動，再加上富含蔬菜、低酒精和低糖的飲食，可以延緩第二型糖尿病高風險群發病長達十四年之久。預防糖尿病主要是關於改變生活方式──透過明智的飲食習慣和定期的運動，但大多數人對糖尿病都未嚴正以對。平均而言，這種症狀會使生命縮短將近十年，而且大幅降低生活的品質。高脂飲食的人每天攝取的熱量比他們身體實際需要的還多，而且根本不運動，他們似乎並不明白這樣的生活方式真的是害死他們的幕後黑手。

　　除了舉重和做心血管鍛鍊之外，增加日常體力活動量的其他方法包括多爬樓梯而不是坐電梯或自動手扶梯，多走路而不開車，盡可能將車子停在離目的地較遠的地方，從事久坐不動的工作時，每隔幾個小時站起來走動休息一下。

升糖指數與升糖負荷

血糖指數（GI）是根據食物促使血糖值升高的程度，將其中的碳水化合物含量從 0 至 100 的等級分類。升糖指數高（超過 55）的食物，例如果汁，含有能迅速吸收和消化的碳水化合物，結果導致血液中的血糖飆升，以及血液中含有過量的胰島素。

低升糖指數的食物（55 以下）其碳水化合物會使血糖和胰島素值緩慢升高，讓身體在這些來自食物分解的葡萄糖還未被儲存至脂肪細胞成為糖原之前，可以用盡這些葡萄糖。當多餘的脂肪被儲存下來後，它會促使脂肪細胞的脂質組織增大，進而增加慢性疾病如糖尿病和癌症的風險。因此，低血糖指數的食品已經證實對健康有益。

雖然升糖指數是一個重要的概念，但是升糖負荷（GL）實際上可能更重要。升糖負荷透過計算該食物特定大小中存在多少碳水化合物來測量食物對血糖的影響，這可以給予使用者更明確瞭解食物提高血糖的程度。例如，雖然西瓜的升糖指數很高（即其碳水化合物能被快速吸收），但西瓜實際上的碳水化合物含量相對較低，因此它是屬於低升糖負荷的水果。基本上，少量的高升糖指數食物對血糖的影響與大量低升糖指數的食物相同，食物的升糖負荷愈低愈好。

草藥治療法

　　草本植物沒有灌木和樹木的木質屬性，長期以來，許多重要的化合物都是從各種草藥和其他類型的植物中提取而來，並且成功治癒人體。草藥可以作為治療身體的食物，它們含有維生素和礦物質，且大多具有藥性，對症下藥時可發揮顯著的治療效果。草藥已行之好幾個世紀，而且當今許多藥物其實都是以草藥療法或草本理論為基礎。

　　草藥對人體產生的效益，確切的原因至今不明，然而顯而易見的是，儲存在植物細胞結構內的營養物質是屬於容易被身體代謝的形式。草藥的療效來自生物鹼，它們是一種有機化合物，可以在體內引發某些化學反應。生物鹼也有助於身體抵抗疾病，強化組織和改善神經系統。一個經常被忽視的事實是，血紅蛋白（紅血球細胞內攜帶氧氣並使血液呈紅色的物質）和葉綠素（綠色植物中吸收光能，並賦予植物綠色色素的物質）的有機化學結構在分子結構上非常相似。

　　在這個章節中，你將瞭解中、西方最常用來治療、改善眼疾的草藥方。

西方草藥與中醫草藥

　　世界各地都有種植草藥，但最受歡迎的還是中醫草藥。與其他地區不同的是，中醫師會特製滋補藥方，可以每天服用以改善身體狀況、增強能量、提高抵抗疾病的能力和延長壽命。這些草

藥特別有助於區分中藥草與其他形式的西方藥草。草藥中使用的
「西方」一詞，意指使用草藥的方法，而不是草藥的發源地。這
就是為什麼西方草藥的書會列有亞洲、非洲、南美洲和埃及等地
生產的藥草。即使是單一的藥草也有其被普遍認可的健康益處，
而不只是因為它們可以對抗疑難雜症或配合其他藥方產生更大的
療效。

　　中國草藥也稱為中藥（TCM），將體徵和症狀視為器官不協
調的模式，然後用針灸和草藥複方來治療以恢復人體的和諧與平
衡。中醫治療疾病通常是一個複雜的過程，應該由經驗豐富的中
醫師進行，在恢復期間，隨著症狀的改變，草藥配方常常需要調
整，不過，有些配方只適用於短期治療。中國和美國有幾種專利
藥品可用於治療視力問題，並且有利於整體的健康，而受過中醫
訓練的醫療保健專業人員則要監控中藥的使用劑量。

草藥製劑的形式

　　草藥製劑有許多不同的形式，最好的是酊劑和提取物，因為
它們的效力比其他形式還要長久。酊劑是混合在酒精溶液中的草
藥，作法是在酒精中加入草藥粉末，接著添加足夠的水製成濃度
為50％的酒精溶液，之後將混合物靜置兩週，每天搖動瓶子一次
或兩次，然後經過過濾就可以使用。

　　草藥提取物是透過液壓壓榨草藥，然後再將榨取的草藥浸
泡在酒精或水中，等到多餘的液體蒸發後，成品就是濃縮液體。
在使用提取物之前，要將其稀釋於少量的水中。無論稀釋的量多
大，千萬不可將含有酒精的提取物直接點在眼睛上。此外，酊劑

也不可用於眼睛。

　　膠囊是一種服用草藥較舒適的方法，特別是當草藥味苦或呈黏液狀。膠囊通常由明膠製成，並填滿粉末藥草。如果膠囊製劑是購自優良草藥製藥公司或保健食品公司，一般都是以純淨且正確的比例混合。為了讓膠囊順利服下並完全溶解，最好要搭配 8 盎司（約 236 毫升）的純水或藥草茶。

　　草藥敷布具有類似於軟膏的效果，但又有溫熱治療作用的優點，若要使用敷片作為治療，你要將一或二湯匙的草藥放入一杯水中煮沸。之後將一片棉墊或紗布浸在過濾好的液體中，將多餘的液體擠出，然後趁溫熱之際將敷片或紗布放在閉合的眼瞼上，直到冷卻。

　　浸漬液是將熱水倒入乾燥或粉末狀的草藥中浸泡幾分鐘，以提取其活性成分，這種製作方法可以使草藥的揮發性元素流失量降至最低，數量通常為半盎司至 1 盎司的藥草加入 1 品脫的水（約 15 公克至 30 公克的藥草加入約 437 毫升的水），使用搪瓷（琺瑯）、不銹鋼、瓷器或具有緊密蓋子的玻璃鍋，以防止揮發和失去精油（一些草藥的主要藥用部分），將藥草浸泡大約十到二十分鐘。要喝浸漬液時，將其過濾倒入杯子裡，可以微溫或待涼時喝下。煎製類的草藥類似浸漬液，不過注意要用小火燜煮約二十到三十分鐘，燜煮時一定要小心，不可用大火煮沸。

　　下午來一杯草本茶提神或睡覺前喝一杯放鬆，在今日的美國已是常態，就如同幾世紀以來英國的下午茶。不過，藥草茶的用途不只是飲料而已，它還可作為洗眼劑、浸漬液或煎劑，透過直接善用草藥的有益屬性來舒緩眼睛的壓力。

若要製作草藥茶或其他混合物外用於眼睛，請使用一塊粗棉布或濾紙重複過濾混合物，直至草藥茶變清澈，除了沒有任何可能劃傷或刺激眼睛的碎屑殘留外，混合物也必須在使用前冷卻至室溫。剩下的液體可以保存在冰箱以備將來之用，切勿使用超過兩週以上的混合物。

敷泥膏是將溫暖、搗碎、潮溼的新鮮或草本植物用一塊細麻布或其他鬆散編織的布捆綁起來後直接敷在皮膚上，以緩解發炎、膿腫，並促進感染區域適當地清潔和癒合。在敷上泥膏之前先在皮膚上塗一層油，因為眼睛周圍的皮膚很薄，使用前要確保敷泥膏不可太燙。溫熱的藥膏可以使用，但太燙的敷泥膏則會燙傷肌膚，一旦敷泥膏冷卻後即可取下丟棄，此外，冷卻的敷泥膏不可重新加熱，也不可重複使用。

適用於眼睛的草藥

以下有十九種常見於治療眼睛疾病的草藥。在下面的列表中，它們是根據其最受歡迎的常用名稱呈現，並且附加其拉丁文名稱。此外，內容還包括每種草藥的一般資訊、草藥含有的營養、適用於治療什麼症狀，以及它們如何影響眼睛。

大多數的草藥可以從當地的保健食品商店或郵購中購得，當選購草藥時，請確保你選購的是正確的品種，因為有不少草藥的名稱多過一個。如果你不確定該購買何種特定藥草或藥草的作用，請諮詢中醫師。此外，最好將藥草裝入密封的容器中，存放於陰涼的地方。

紫花苜蓿（Alfalfa）

數百年來紫花苜蓿（*Medicago sativa*）被用於治療腎結石，並且緩解液體滯留和腫脹，它是一種多年生草本，可在世界各地各種氣候中生長。紫花苜蓿有助於身體吸收鐵、磷、鉀、蛋白質、鈣和其他營養物質，它含有大量的葉綠素，是一種絕佳的身體清潔劑、抗感染物質和天然除臭劑。

這種植物的葉子含有八種必需氨基酸，這是一種很好的瀉藥和天然的利尿劑，它可用於治療尿道感染，以及腎臟、膀胱和前列腺疾病。紫花苜蓿有助於肝臟鹼化和解毒，促進腦下垂體功能，並且含有一種抗真菌劑。此外，紫花苜蓿還含有豐富的維生素 A、D 和 K。

蠟果楊梅（Bayberry）

蠟果楊梅（*Myrica cerifera*）可用於對抗早期感冒症狀，特別是與小米椒（*Capsicum frutescens*）一起使用，當作為漱口水時，它也可以用於舒緩扁桃體炎和喉嚨痛。它也有助於腎上腺恢復，淨化血液和排除系統中的毒素。

蠟果楊梅長期以來一直被用於恢復身體健康狀態，提高生命力和抵抗力。此外，它也有助於消化。蠟果楊梅含有大量的維生素 C，可以殺死細菌、刺激黏膜，特別是眼睛周圍的黏膜。

山桑子（Bilberry）

山桑子（*Vaccinium myrtillus*）是一種強效抗氧化劑，可以促進血液循環（作為血液稀釋劑），具有抗發炎的特性，以及增強

視網膜中視紫質的再生力。它已被證實完全不具毒性，沒有副作用，以及沒有使用禁忌（除了作為血液稀釋劑過量使用之外）。

山桑子是一種小型灌木漿果，常年生長在北歐的樹林和草地上，幾個世紀以來，它的漿果都是用來製作果醬和果凍，直到第二次世界大戰後，它的療效才廣為人知。山桑子的果實含有類黃酮和花青素，可用於預防微血管脆性、稀釋血液、刺激血管擴張素釋放。花青素是一種抗氧化劑，有助於降低血壓、減少凝血、促進神經系統的血液供應。山桑子還含有葡萄糖奎因（glucoquinine），具有降低血糖的作用，因此有益於糖尿病患者。

山桑子早已被作為夜盲症的補救措施，雖然這個作用至今還未得到證實，不過有一些研究指出，它對夜視力具有正面的作用，但其他研究則不然。山桑子的其他效用包括白內障、近視、糖尿病視網膜病變、眼睛疲勞、黃斑部病變和青光眼。雖然這些效果聽起來很神奇，但目前沒有一種藥水可以治療一切眼疾，所以請謹慎使用這種補充品。

琉璃苣油（Borage Oil）

琉璃苣油（*Borago officinalis*）對支氣管炎和消化不良的情況特別有效，它可以促進腎臟和腎上腺的活動，緩解黏膜，包括結膜。琉璃苣茶可用作洗眼劑以緩解眼睛不適。

琉璃苣油含有 γ-亞麻酸（GLA），這是一種脂肪酸，在經由人體轉化後會成為前列腺素 E1（PGE1）。PGE1 具有抗發炎的特性，也可作為血液稀釋劑和血管擴張劑。亞油酸，一種常見的脂肪酸，存在於堅果類、種子類和大多數植物油，理論上應該都

會轉化為 PGE1。然而，許多物質會干擾這種轉換過程，其中包括疾病、衰老過程、飽和脂肪、氫化油、血糖問題和維生素 C、鎂、鋅或 B 群不足。補充 GLA 可以避免這些轉換的問題，進而使 PGE1 可如期形成。此外，琉璃苣還含有鈣和鉀。

紫草（Comfrey）

　　紫草（*Symphylum officinale*）是植物藥草中最有價值的藥草之一，幾個世紀以來，它一直是傷口癒合和骨骼接合的良藥，因為紫草可以提供腦下垂體天然激素，有助於強化骨骼；可以協助維持鈣磷平衡，這是強健骨骼和健康皮膚的重要元素；還可以促進消化酶胃蛋白酶的分泌，並且作為強身健體的滋補品。在局部方面，紫草也可用於治療輕微的皮膚刺激和發炎症狀，同時也可作為治療眼睛疼痛和結膜炎的洗眼劑或局部應用。

　　紫草富含維生素 A 和 C、蛋白質、鈣、磷、鉀，也含有銅、鐵、鎂、硫和鋅，以及十八種氨基酸。雖然傳統上會使用紫草根作為茶飲，但其吡咯里西啶類生物鹼（pymolizidine alkaloids）的危險性要特別留意。因此，紫草根和嫩葉製藥不可內服。

小米草（Eyebright）

　　小米草（*Euphrasia officinalis*）英文直譯為「明目」，顧名思義在中醫上主要用來作為眼部發炎的局部治療泥敷劑，包括結膜炎、瞼緣炎和麥粒腫。傳統上，使用由小米草製成的敷片可以緩解眼睛感染引起的發紅和腫脹。有時在這種局部治療的同時會搭配茶飲，但目前沒有進行這方面的研究以確認其任何內服的療

效。此外，它也被用於治療眼睛疲勞和其他的視力障礙，而中醫師還提出小米草可以用來治療呼吸道疾病，包括鼻竇感染、咳嗽和喉嚨痛。

雖然小米草可能有許多活性化學物質，但目前沒有研究顯示其對眼睛發炎有任何作用。一些草藥文獻指出，小米草的收斂作用可能可以舒緩眼睛發炎，而另一些文獻則表示小米草也可能具有局部抗菌的作用。不過，至今還沒有任何臨床研究結果來支持或反駁這些看法。

小米草的維生素 A 和 C 含量非常豐富，同時還含有維生素 B 群、維生素 D 和維生素 E，以及銅、鐵、鋅和碘。

銀杏（Ginkgo）

銀杏（*Ginkgo biloba*）在醫藥上的使用可追溯到五千年前的中國草藥醫學，銀杏樹的堅果過去經常被推薦用於治療呼吸道疾病，而在葉子的使用方面則是近期的新發展，起源於歐洲。

除了維護心血管系統之外，銀杏的抗氧化劑作用還可能擴展至大腦和視網膜，有一些研究指出，銀杏對黃斑部病變和糖尿病視網膜病變的患者有潛在的益處。銀杏可以調節血管狀態和彈性，促進血液循環。它與大腦和身體其他部位的循環增加有關，可能對神經細胞具有保護的作用。然而，如果你有中度或重度黃斑部病變，由於使用銀杏可能產生相關的血管滲漏，因此禁止使用。

銀杏最廣為人知的是其對記憶和思考的影響，它可以增強健康老年人、與年齡相關的認知衰退，以及阿茲海默症患者的認知能力。

金印草（Goldenseal）

金印草（*Hydrastis canadensis*）已被用於提振低落的腺體系統，並且促進青春激素的平衡。這種草藥的活性成分可以直接進入血液，有助於調節肝臟功能。金印草具有天然的抗生素能力，能夠抑制感染和殺死體內的毒物，它現在被認為是瀕臨滅絕的物種，所以中醫師很少使用，而且也非常昂貴。

金印草有助於預防鼻腔、支氣管、咽喉、腸道、胃和膀胱部位所有的黏液形成，它可以治療身體任何地方（包括眼睛外部的組織）的黏膜。當與其他草藥一起服用時，不管治療的是何種疾病，它的滋補效能都會隨之增加。

金印草含有維生素 A 和 C，同時還含有維生素 B 群、維生素 E、鈣、銅、鐵、錳、磷、鉀、鈉、鋅和不飽和脂肪酸。不過，當與多西環素（doxycycline）或四環黴素（tetracycline）抗生素一起使用時，可能會產生一些負面的交互作用。

山楂（Hawthorn）

山楂（*Crataegus oryacantha*）是一種能夠擴張心臟血管，並且降低膽固醇值的血管擴張劑。此外，它還可以增加細胞內維生素 C 值，預防貧血、心血管和循環疾病、高膽固醇和免疫力低下。山楂含有維生素 B_1、B_2、B_3、B_6、B_{12} 和 C，以及檸檬酸、膽鹼、黃酮、葉酸、PABA 和硒。此外，山楂不宜與處方藥物一起服用。

金盞花（Marigold）

金盞花（*Calendula officinalis*）用在急救措施上非常有效，一

直以來，它被作為一種急性疾病的茶飲，特別是發燒，而且其酊劑用於瘀傷、扭傷、肌肉痙攣和潰瘍時效果很好。它可以緩解耳朵痛、促進心臟功能和循環，並且淨化淋巴系統。在傳統上，無菌金盞花茶液可局部應用於結膜炎。研究發現金盞花的花瓣含有大量的葉黃素，這是一種重要的視網膜色素。

　　金盞花含磷量高，含有維生素 A 和 C，金盞花中的大量類黃酮化合物被認為是其抗發炎的活性成分。其他潛在的重要成分包括三萜皂苷和類胡蘿蔔素。透過細菌，皂苷是一種很容易在腸道內分解的糖，可以進入細胞膜，在那裡改變結構，影響細胞膜的流動性，並且可能影響許多腺體和輔因子的信號傳導。

西番蓮花（Passionflower）

　　西番蓮（*Passiflora incarnata*）可用於治療失眠和歇斯底里，以及兒童多動症和抽搐。它是一種鎮靜和舒緩神經系統的藥草，可以推薦給那些希望戒除合成安眠藥或鎮定劑的患者。西番蓮有助於降低高血壓和心動過速，是一種有效的抗痙攣劑，適用於發炎紅腫的眼睛。西番蓮含有生物類黃酮，具有抗過敏、抗炎、抗菌、抗癌、止瀉的屬性。

紅花苜蓿（Red Clover）

　　紅花苜蓿（*Trifolium pratense*）可作為滋補神經的良方，以及神經衰弱的鎮靜劑。美洲原住民使用這種植物治療眼睛疼痛和作為燙傷軟膏，當與蜂蜜和水混合時是一種有效的止咳糖漿，它也有助於加強體質衰弱兒童的免疫系統。紅花苜蓿可以有效對抗咳

嗽、疲勞、喘息、支氣管炎、缺乏活力和體力不支。此外，它還被納入一些眾所周知的癌症混合藥物中。

紅花苜蓿是優質的維生素 A 來源，含鐵量高，以及含有維生素 B 群、維生素 C、生物類黃酮和不飽和脂肪酸，同時它的礦物質含量也很高。例如，它富含鈣、銅和鎂，並含有一些鈷、錳、鎳、硒，鈉和錫。

玫瑰果（Rose Hips）

玫瑰果（*Rosa camina*）是玫瑰花凋謝後，由花托發育而成的果實，它們在治療中具有重要的作用，因為含有必需的維生素 A、C 和 E，對皮膚非常滋養。玫瑰果含有天然水果糖，有助於預防感染，並且可以緩解已經受到感染的症狀。

玫瑰果含有大量維生素 B 群，以及富含維生素 A、C 和 E（其維生素 C 含量是草本植物之最）。它們還含有維生素 D 和生物類黃酮，以及豐富的鈣和鐵。此外，它們也含有大量的鉀、矽、鈉和硫。

迷迭香（Rosemary）

迷迭香（*Rosmarinus officinalis*）是一種刺激物，特別是針對循環系統和骨盆區域。它被公認是一種心臟滋補劑，同時也是一種治療高血壓的方法。迷迭香用於外部可舒緩蚊蟲叮咬；在感冒或流感的情況下，初期可作為一種溫熱浸泡液；當症狀包括不安、緊張或失眠時，也可以作為冷茶飲用。它被認為是強化神經系統最有效的補救措施之一，同時也是滋補器官的聖品。研究證

實它有助於腹瀉，尤其是兒童。

迷迭香含有維生素 A 和 C，它的鈣含量很高，並且還含有鐵、鎂、磷、鉀、鈉和鋅。

芸香

芸香（*Ruta graveolens*）可以將系統內的毒素排出，因此適用於緩解蛇、蠍子、蜘蛛和水母的叮咬。它有助於排除因年齡增長而積聚在肌腱和關節的沉積物，特別是腕關節。此外，研究發現它在治療高血壓方面也很有效，同時有助於強化骨骼和牙齒。芸香含有大量的芸香苷（又名為蘆丁 rutin），是一種類黃酮，其著名的功效為強化微血管、動脈和靜脈，在順勢療法中也有使用芸香。

土茯苓（Sarsaparilla）

土茯苓（*Smilar officinalis* 又名為竹葉菝葜）是一種真貴藥草，有助於平衡腺體功能，它的刺激屬性以提高代謝率聞名。此外，土茯苓還含有男性和女性激素的前體，同時已被用於舒緩眼睛方面的疼痛。

土茯苓含有維生素 A、C 和 D，以及維生素 B 群、銅、碘、鐵、錳、矽、鈉、硫和鋅。

西伯利亞人參（Siberian Ginseng）

西伯利亞人參（*Eleutheroroccus*）在促進循環（特別是心臟周圍），使血壓正常化，抵抗壓力和疲勞方面非常有效，它可以提高大腦和身體效能，並且提高專注力持續的時間，此外，它還可

以激勵腎上腺和生殖腺體。西伯利亞人參含有維生素 B 群、維生素 E 和刺五加，這是一種具有效益的複合糖分子。它還可以刺激 T 細胞產生（支持免疫系統），並且改善血液中的脂質水平，是一種強大的抗氧化劑。

南美洲蟻木樹（Taheebo）

南美洲蟻木樹（*Tabebuia*）又名為保哥果（pau d' arco）、洋紅風鈴木（lapacho）和「ipe roxo」，產於南美洲，是一種具有殺死病毒屬性非常強效的抗生素。據說南美蟻木樹含有似乎可以對抗致病原的化合物，其中一個主要的作用是讓身體處於防禦狀態，提供身體防禦力和抵抗疾病所需的能量。

南美洲蟻木樹含有大量的鐵，有助於營養物質的適當吸收和排除廢物。基於這一點，使用這種草藥時要格外謹慎。

野櫻（Wild Cherry）

野櫻（*Prunus serotina*）被認為是一種非常好用的祛痰劑，是緩解所有黏液形成的重要配方，有助於抑制因支氣管疾病引起的濃稠黏液積聚。野櫻內含一種精油，可作為消化道的局部刺激劑，同時有助於消化，對於正從各種慢性病恢復元氣的人來說，這是一種調養強身的補品。由於其抗氧化屬性，野櫻樹皮可能有益於對抗因自由基引起的氧化損傷。

應謹慎使用的草藥

雖然你可以從草藥中獲得正面的效果，但在使用它們時，仍

須小心謹慎。例如，以下草藥具有與類固醇相似的抗發炎作用，而且可能引起相似的眼睛問題，其中包括白內障、青光眼、單純皰疹角膜炎、畏光症和視網膜血管問題：延齡草（beth root）、百花蛇舌草（damiana 達米阿那）、葫蘆芭子（fenugreek）、人參（ginseng）、甘草（licorice）、鋸棕櫚（saw palmetto）、藍升麻（blue cohosh）、地百合（false unicorn root）、玄參（figwort）、一枝黃花（goldenrod）、丹參（red sage）和野生山藥（wild yam）。

還有一些草藥與阿斯匹靈（水楊酸）具有相似的效果，於是也有相同的有害影響，其中包括視力模糊、調視反應異常、視神經萎縮、視網膜水腫和視野狹窄。這些是樺樹（birch）、甜紫羅蘭（sweet violet）、繁縷（chickweed）、黑柳（black willow）、三色菫（pansy）、繡線菊（meadowsweet）、黑升麻（black cohosh）、冬青（wintergreen）、莢迷皮（crampbark）和藍鳶尾（blue flag）。

利尿劑會影響體內液體和電解質的平衡，可能導致視力模糊、調視反應異常、乾眼症、畏光症和近視眼，而具有利尿劑屬性的草藥包括：熊果素（bearberry）、南美香葉木（buchu 布枯）、樺木（birch）、夏枯草（bugleweed）、藍鳶尾（blue flag）、巫婆薊（carline thistle）、波爾多葉（boldo）、八重姆（cleavers）、金雀花（broom tops）、玉米鬚（corn silk）、薺菜（shepherd's purse）、歐芹（parsley）、石根（stone root）、牆草（pellitory-of the-wall）、甜紫羅蘭（sweet violet）、鋸棕櫚（saw palmetto）、野胡蘿蔔（wild carrot）、海濱刺芹（sea holly）、

西洋蓍草（yarrow）、茅草（couch grass）、杜松（juniper）、蒲公英（dandelion）、甘草（licorice）、歐煙堇（fumitory）、曇花（night blooming cereus）、礫石根（gravel root）、三色堇（pansy）和繡球花（hydrangea）。

一些草藥含有揮發性或芳香精油，可能會對眼睛造成影響，包括溢淚、刺激性、汙染隱形眼鏡以及干擾中樞神經系統。這些草藥包括肉桂、茴香、薄荷、迷迭香、艾菊、野胡蘿蔔、丁香、大蒜、花椒、夏枯草（self-heal）、側柏（thuja）、柳樹（willow）、鼠麴草（cudweed）、薑、蜂膠、臭菘（skunk cabbage）、百里香、冬青、紫錐花、薄荷油（pennyroyal）、丹參、青蒿（southernwood）和纈草。

有一些草藥對眼組織具有乾化的作用，在某些情況下，這可能會使眼睛受損，特別是如果你有乾眼症或佩戴隱形眼鏡。這些乾燥性香草包括：拳參（bistort）、鼠麴草（cudweed）、小米草（eyebright）、金印草（goldenseal）、鼠耳草（mouse ear）、商陸根（pokeroot）、款冬（coltsfoot）、雛菊（daisy）、紅景天（golden root）、連錢草（ground ivy）、沒藥（myrrh）和歐洲赤松（Scots pine）。

其他草藥及其可能產生的有害副作用包括：

● **山金車（Arnica）**：眼睛疼痛發炎。

● **苦甜藤（Bittersweet）**：視力模糊、瞳孔擴大、調視反應和光敏感受損。

● **墨角藻（Bladderwrack）**：由於甲狀腺活性改變引起的代

謝變化。

- 加州罌粟（**California poppy**）：瞳孔收縮。
- 角黃素（**Canthaxanthine**）：視野、視網膜功能和黑暗適應力異常。
- 洋甘菊（**Chamomilla**）：結膜炎。
- 曼陀羅花（**Datura**）：瞳孔放大。
- 紫錐花（**Echinacea**）：眼睛發炎和結膜炎。
- 麻黃（**Ephedra**）：瞳孔放大、乾眼症候群和眼壓增加。
- 銀杏（**Gingo biloba**）：視網膜出血。
- 卡瓦胡椒（**Kava**）：視力模糊、眼睛發炎和瞳孔放大。
- 甘草（**Licorice**）：短暫視力喪失。
- 薺菜（**Shepherd' s purse**）：視力模糊、紅眼睛和瞳孔收縮。
- 海蔥（**squill**）、玄參（**figwort**）、山楂（**hawthorn**）、鈴蘭（**lily of the valley**）、曇花（**night-blooming cereus**）：弱視、視力模糊、中央盲點、複視、色覺異常、調視反應異常和畏光。

　　草藥是大自然中的天然物質，對我們的身體具有藥性作用，我們可以使用草藥治療疾病，避免製藥藥物中的許多負面副作用。不過就像藥物一樣，如果使用不當，草藥也可能有害身體。因此，在選擇草藥治療時要謹慎小心，我強烈建議在服用任何草藥前要諮詢合格的中醫師。

草藥複方

　　草藥複方的優點是能夠更全面性的改善身體狀況，而不只是針對單一問題。因為是由多種物質組合而成，每一種成分都各有其效益，串連起來就能發揮更強大的療癒力。當服用一段時間後，草藥複方應會針對身體的症狀產生調節反應，其呈現的方式可媲美某些藥物的反應，儘管程度較不明顯，但通常沒有不必要的副作用。這是因為草藥觸發體內的神經化學反應，久而久之，即使在停止使用草藥治療後，它也會自行療癒。使用草藥複方取代藥物的一個優點是草藥有助於啟動身體的自癒能力，使其在恢復期間或康復之後較不容易引起舊疾復發。與治療症狀的藥物不同的是，草藥複方是治療疾病的根源，也就是「治本」而不光只是治標。

　　針對眼睛問題，以下這兩種草藥的組合效果特別好：

● **蠟果楊梅、小米草和金印草：**蠟果楊梅富含維生素 C，可以殺死細菌、刺激黏膜；小米草有助於增強體內免疫力以對抗眼睛問題；金印草可作為對抗眼睛感染的天然抗生素。

● **蠟果楊梅、小米草、金印草、覆盆子和辣椒：**除了前三種物質上述的效益外，這種組合含有覆盆子，這是一種強效抗菌劑，可作為收斂劑，並且有助於抑制分泌；辣椒是一種刺激劑和鬆弛劑，而且含有大量維生素 A 和礦物質。

　　蠟果楊梅、小米草和金印草是三種較常見用於眼睛外部問題的草藥。儘管各別使用都可發揮效果，但如果你不清楚眼疾的狀

況，這種組合將有利於多種類型的眼睛症狀，所以是一個很好的選擇。具體來說，這種組合可能有助於白內障、虹膜炎、結膜炎和夜盲症。

使用上述的第二種組合時要小心，辣椒是一種非常烈性的草本植物，如果使用不當，可能會對細微的組織造成嚴重的傷害。如果眼睛嚴重發炎並且有分泌物，這時可以使用少量的辣椒混合，這種組合有助於促進眼睛循環，並且排除組織中的毒素。如果你對使用草藥的適當組合有任何疑問，請諮詢中醫師。

使用草藥複方時，請遵循之前概述的單一草藥相同的預防措施，你可以在保健食品商店或透過郵寄購買許多預先混合好的草藥複方，不過，如果你對成分、製作和製藥的環境心存疑慮，你也可以自行混合使用，典型的配方大致需要每種藥草相當的份量。若要製作茶飲、浸泡液或其他所需的混合物，可以按照上述單一草藥的步驟進行。

針對眼部問題的傳統中藥組合

中醫集科學和醫術於一身，超過五千多年的歷史，中醫的作法與過程和西醫迥然不同，例如，中醫師一般會問有別與西醫不同類型的問題，而且診斷方式也不同；中醫比西醫更重視情緒方面的疾病，此外，中醫和西醫在健康方面的關注重點不同，而且西醫術語和中醫術語往往沒有相關性。

一些傳統的中藥組合包含藥草的選擇，因為它們會產生交互作用。中醫師很少使用單一藥草，有一些組合包含多達二十五種不同的藥草，這種大量的組合還包括非藥草的成分，例如礦物

質、植物或動物器官。因此，以下列表中的許多組合不會絲毫不差用於眼睛的症狀，因為中醫的治療是針對身心靈整體的面向，治療的方向是根據整體各種可能很明顯或不明顯的症狀。

中國人運用他們觀察大自然的智慧來形容身體的運作，例如，中醫師可能會用「肝火」來形容情緒鬱悶或肝臟能量阻滯。這種「肝火」可以用來表示頭部發炎（西醫用語），例如喉嚨痛或耳痛。每個人的病症呈現都非常個人化，不同的人可能會出現完全不同的症狀組合，而可能的不同症狀組合則是中醫師使用的各種草藥複方的依據。

因為草藥製劑不是純淨物質，所以在服用時要格外小心，問題是製藥中經常使用根、葉、莢、樹皮、種子和花等植物不同的部分，因此不同批次的製劑其效力很可能不同。在某些情況下，草藥中的活性成分其效果超過使用相同成分製造而成的藥物效力。此外，有一些公司的包裝和行銷方法誤導消費者相信他們的產品非常安全，以助長產品濫用。以下列表包含一些對眼睛可能有益，較為常見的傳統中藥組合：

中國草藥的功效	
中國草藥	功效
棗仁安眠片 （An mian pian）	降「肝火」，有助於緩解焦慮、紅眼睛和眼睛發炎。
耳鳴左慈丸 （Er ming zuo ci wan）	用於治療肝功能不全引起的頭痛、高血壓、眼壓、失眠、口渴，眼睛發炎等症狀。

中國草藥的功效	
中國草藥	**功效**
龍膽瀉肝丸 （**Long dan xie gan wan**）	降「肝膽之火」，治療頭痛、紅眼睛和耳鳴。
明目地黃丸 （**Ming mu di huang wan**）	補充肝臟和腎臟能量，用於治療乾眼症、紅眼、視力不良、光敏感性、溢淚和青光眼與白內障等眼睛疾病。
明目上清片 （**Ming mu shang qing pian**）	解熱、明目、鎮靜肝臟，治療紅眼、搔癢、流淚和腫脹。
內障明眼丸 （**Nei zhang ming Yan wan**）	有助於明目、滋養肝腎、祛「熱」，促進循環；對眼科手術後復元，以及白內障、青光眼或搔癢有益。
牛黃上清丸 （**Niu huang shang Qing wan**）	滋養腎臟、改善視力模糊、乾眼症、眼壓和夜視異常；它也可用於治療頭暈、頭痛和煩躁不安。
石斛夜光丸 （**Shi hu ye guang wan**）	改善視力，特別是視力開始模糊之際；有助於白內障形成的早期階段，也適用於治療溢淚、紅眼、乾眼症和眼內高血壓的變化。

中國草藥的功效	
中國草藥	**功效**
消遙丸 （**Xiao yao wan**）	治療由於血虛引起的肝淤塞，改善消化功能障礙、月經和經前失調、眩暈，頭痛、疲勞、視力模糊和紅眼；它也有助於預防過敏和花粉症。
中國首烏汁 （**zhong guo shou wu zhi**）	一種很好的補血聖品，可以滋養肝臟和腎臟，並且有益於眼睛和肌腱。

當然，有一些產品會產生不良的副作用，這可能導致可怕的後果。在採取任何草藥或草藥複方之前，我強烈建議諮詢經驗豐富中醫師。

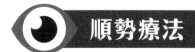

順勢療法

順勢療法藥物的配方是根據古老的法則，也就是認知身體本身的自癒能力，這並不是一種新興的治療方法，而是在十九世紀初由德國醫生山姆‧哈尼曼（Samuel Hahnemann）將之形式化，作為一種具體的治療方式，不過這個系統甚至比希波克拉底更古老。十九世紀時，它在美國大受歡迎，然而由於醫學界新興的

「奇蹟」藥物，以及政治和經濟的變化而式微。到了一九七〇年代，整體論興起，主張回歸自然療癒法則，因此激發這個藥物科學體系的復興。目前，順勢療法藥物有處方藥或非處方藥，由美國食品藥物管理局（FDA）監管。美國的順勢療法藥典（HPUS）具體說明每種藥物的來源和製造方法，美國食品和藥品管理局（FDA）引用順勢療法藥物基準，指示每種配方適用哪些症狀。

　　大多數醫療人員認為順勢療法不科學而不予採用，或者宣稱它們只具有安慰劑的作用，然而，許多順勢療法醫生都經過醫學專業訓練，並且見識到順勢療法對患者產生的正面效果。許多西醫不瞭解的是，順勢療法所用的治療方法實際上並不是治療身體，而是刺激身體自行療癒。本質上，它是一種全然不同的療法。

　　根據挪威政府的一份報告指出，在歐洲十四個國家中的法國、比利時、荷蘭、挪威和瑞士等五個國家，順勢療法是最常用的補充和替代療法。事實上，有20％至25％的歐洲人使用順勢療法，順勢療法在歐洲非常普遍，因此在歐洲早已沒有所謂是否適合作為替代藥物的這種顧慮。

　　在順勢療法中，確定使用哪些配方治療病症要先從瞭解患者的病史開始，詢問患者的問題並不像你想像中的那麼簡單。例如，順勢療法醫生可能會問：「你的皮膚是屬於乾燥、潮溼、熱性、寒性、敏感或黏溼？」或者，「你是否感到焦慮、害怕、失措或困惑？」這些都不是西醫診斷會預期到的問題，但這些問題確實可以提供順勢療法醫師選擇正確的配方，西醫所用的邏輯和調查方式並不是順勢療法診斷身體病症唯一考量的因素。

　　與任何科學一樣，順勢療法系統是根據某些法則運作的，

而且只有遵循這些法則才能稱為順勢療法，這些法則稱為「同類法則」、「實證法則」、「勢能法則」和「赫林痊癒法則」（Herring's Law）。

同類法則

「順勢療法 homeopathy」一詞來自希臘語「homoios」，意思是「相似」，而 pathos 意思為「痛苦」或「疾病」。順勢療法的概念建基於「同類法則」的基礎，也就是「以同治同」。根據這項法則，如果該治療法會使人產生類似於患者疾病的症狀，那種這種治療法就可以治癒該疾病。這種療法的概念源自於西元前十世紀的印度聖人，他提出這種「透過相似法則，利用使健康之人患病的類似物質來治療症狀類似的病患，疾病則可以治癒」。

同類療法一個主要的例子如下：當一個人出現發燒，伴隨臉部發紅、瞳孔放大、心跳加快和心神不寧等症狀後，順勢療法醫生會研究所有這些症狀，然後在有系統的核對條件下尋找可能引發健康個體出現這些症狀的配方。之後，當患者服用順勢配方一段時間後，患者發燒的狀況會減輕，身體狀況也會漸漸好轉。換句話說，使用「同類法則」，醫生會根據患者疾病的症狀與已知誘發該症狀的藥物進行匹配來選擇患者所需的藥物。

實證法則

順勢療法的第二法則為「實證法則」，意指使用該物質來測試，以確定其藥效。為了驗證一種配方，研究人員會將一批測試物質用於一群健康的人群中，另一組人則使用安慰劑。這些藥物

實驗使用標準雙盲法，受試者和研究人員都不知道哪些人使用何種物質，

　　每一天，受試者仔細記錄他們可能出現的任何症狀。當實驗完成後，才確定誰拿到何種物質，並且將所有受試者對該物質的症狀列入順勢參考書目作為配方的症狀特徵。為了治療患者，醫生會查閱參考書目中的配方，當症狀適合時，就可適用「同類法則」來治療病症。

勢能法則

　　勢能法則是指順勢配方製作的方法，所有順勢療法的藥物都是在嚴密的監控下，經過稀釋振盪製成，過程中經過不斷重複同樣的步驟，直到藥物含有極微量或甚至不含原本物質的分子。這種稀釋法稱為勢能，稀釋較少次數的稱為低勢能，稀釋較多次數的稱為高勢能，低釋能常用於外部症狀和急性病症，且需要使用多次劑量。較高勢能是針對慢性內部症狀以及精神或情緒的內在狀況，這似乎有點奇怪，配方稀釋的次數愈多效果愈好，其效力也愈強。這就是大多數受過專業訓練的醫療人員無法瞭解順勢療法如何運作的地方，在傳統的西方醫學上，溶液中的活性成分愈多藥效就愈強，但在順勢療法上則完全相反。

　　勢能以數字緊接著「x」或「c」來表示，「x」表示 10，代表母酊已被稀釋十分之一；「c」表示 100，代表母酊已被稀釋為百分之一。母酊是以酒精為基底，含有來自植物、動物或礦物原本物質的提取物。「x」或「c」前面的數字代表該配方被稀釋的次數。因此，3x 勢能表示該配方已被稀釋三次，而且每次都是以十

倍的比率稀釋，也就是該配方最終被稀釋為千分之一；6c 勢能表示該配方已被稀釋六次，而且每一次都是以百倍的比例稀釋，也就是該配方最終被稀釋為兆分之一，而酊劑和後續的勢能是根據美國「順勢療法藥典」（HPUS）概述的嚴格指南來製造。為了保持一致性，本書推薦的順勢療法配方均為 6c，並且每天應使用三至四次。

當二百多年前，在製定這些勢能的過程時，這些含有無限極微量物質的藥物可以治療疾病的想法是不可思議的。然而，在這個核子和納米技術的時代，微量的功率已被確定。用於治療某些類型貧血的維生素 B_{12} 劑量含有百萬分之一克的鈷，身體發展和身體功能運作正常所需的微量元素，幾乎是以無法衡量的數量存在於人體內。人體每天生產五億至十億分之一克的甲狀腺激素，而且極微小的產量偏差就會嚴重影響個體健康。

至今無窮小的劑量功效尚不明確，正如我們對現代許多藥物的作用也還是一知半解。勢能的過程使我們可以利用某些物質，如木炭和沙子作為藥物，因為它們在天然狀態下是非活性的。勢能配方不含足以在組織上發揮作用的物質，這意味著順勢療法藥物無毒性，不會引起副作用。

赫林法則

這個法則在九十年代中期由美國順勢醫師康斯坦丁·赫寧（Constantine Hering）提出，其中說明順勢痊癒的獨特模式或方向：從上至下·從裡至外，從較重要到較次要的器官，而症狀的顯現與消失在時間上呈反比。

英國南安普敦大學的一個研究小組進行一項研究，針對順勢療法對類風濕關節炎的治療進行大型調查。他們制定了「赫林法則評估工具」（HELAT）——一種在順勢療法治療過程中衡量症狀進展的標準法。他們發現，患者的症狀發展愈符合赫林法則，其在健康和症狀方面的改善情況也就愈好。每個單一有反應的為高 HELAT 評分，而絕大多數無反應的為低 HELAT 評分，然而許多無反應的都有高 HELAT 評分，這似乎證實赫林法則不只是一種鐵定的現象，它更是一種趨勢。

綜合配方

雖然順勢療法傳統上建議一次只使用一種配方，但目前已普遍使用綜合配方。事實上，綜合配方已行之數十年，並且被證實是非常有效的。根據瞭解，如果給予不正確的配方，也不會產生任何反應（配方和患者之間沒有相似的症狀）。綜合配方之所以發揮作用是因為一種或多種成分與患者的症狀相似，進而促使身體的自我調節機制作出反應，雖然其他成分免疫系統或許無法辨識。透過將幾種成分組合成一種複方配方，該治療法就有更多的機會處理更廣泛的病情變化，以及更廣泛的症狀。

今日，許多順勢療法的配方以其症狀的描述，如「感冒」、「流感」或「長牙痛」等，在健康食品商店中都有銷售。以下根據症狀列出的綜合配方已被證實與單一配方同樣有效。

對症療法的順勢配方	
症狀	配方
全身疼痛	黃素馨（Gelsemium sempervirens）
任何形式的刺痛	貫葉連翹（Hypericum perforatum）
視力模糊	犬乳（Lac caninum）
灼痛和發炎	小米草（Euphrasia officinalis）
灼痛	砷（Arsenicum album） 碳酸鎂（Magnesia carbonica）
白內障	銀菊葉（Cineraria maritima）
瞳孔擴大、光敏感性	顛茄（Belladonna） 金雞納樹（Cinchona officinalis） 曼陀羅（Stramonium）
黑影茫茫	松蕈（Agaricus）
任何類型的感染分泌	硫酸鈣（Calcarea sulfuric）
複視	金箔（Aurum） 天仙子（Hyoscyamus） 磷酸鎂（Magnesia phosphoric）
乾眼症	砷（Arsenicum album） 白藜蘆（Veratrum album）
與角膜刮傷或角膜磨損發炎相關的乾眼症	金盞花（Calendula officinalis）
視力退損	南美毒蛇（Lachesis）
溢淚	烏賊（Sepia）

對症療法的順勢配方	
症狀	配方
眼睛分泌物	雙氯化汞（Mercurius corrosivus）
眼睛感染	飛燕草（Staphysagria）
眼睛受傷、黑眼圈和任何眼睛腫脹	山金車（Arnica montana）
與光敏感性有關的眼睛疼痛	矽（Silicea）
眼睛疼痛和流淚	石松（Lycopodium）
眼睛疼痛	烏頭（Aconite） 杜香（Ledum palustre） 海鹽（Natrum muriaticum） 血根草（Sanguinaria） 赤根草（Spigelia）
因頭痛、眼睛發炎引起的眼睛疲勞	芸香（Ruta graveolens）
閃光*	氟化鈣（Calcarea fluorica）
飛蚊症	防己（Cocculus）
目眩	砷（Arsenicum album） 鋅（Zincum metallicum）
眼睛砂礫異物感	氯化鉀（Kali muriaticum）
頭痛（大多數在前額部位）	洋蔥（Allium cepa）
頭痛	瀉根（Bryonia）

＊ 指好像看到閃電、光芒等劃過眼前的現象。

對症療法的順勢配方	
症狀	配方
目瞑,眼睛張不開	繖形科(Conium)
眼睛發炎	酒石酸鉀銻(Antimonium crudum) 砷(Arsenicum album) 磷酸鐵(Ferrum phosphoricum) 石油(Petroleum)
眼球發炎,眼睛因受到撞擊疼痛	接骨草(Symphytum)
眼睛受到刺激發炎	銀葉菊(Cineraria maritima)
光敏感性	石墨(Graphites) 硫酸鈉(Natrum sulfuricum) 馬錢子(Nux vomica) 野葛(Rhus toxicodendron)
肌肉抽搐	大黃(Rheum)
肌肉衰弱	黃菀屬(Senecio)
疼痛	金箔(Aurum)
沒有分泌物的眼睛發紅	汞(Mercurius vivus)
紅眼	蜜蜂(Apis mellifica) 砷(Arsenicum album) 顛茄(Belladonna) 磷酸鐵(Ferrum phosphoricum) 硝化甘油(Glonoinum) 硫酸鉀(Kali sulfuricum)

對症療法的順勢配方	
症狀	配方
眼瞼發紅	硫（Sulphur）
嚴重過敏	蜜蜂（Apis mellifica）
因壓力嚴重頭痛	呂宋果（Ignatia amara）
因感染眼瞼黏著	硝酸銀（Argentum nitricum）
眼瞼黏著產生黃色分泌物	白頭翁（Pulsatilla）
眼睛周圍腫脹	腰果（Anacardium） 蜜蜂（Apis mellifica） 二硫化碳（Carboneum sulfuratum）
流淚	硝酸（Nitricum acidum）
眼睛肌肉緊繃	仙客來（Cyclamen） 毒扁豆（Physostigma）
眼睛疲勞	黃素馨（Gelsemium sempervirens） 磷酸鎂（Magnesia phosphorica）
鎮靜組織	洋甘菊（Chamomilla）
淨化組織	苛性鈉（Causticum）

　　如表所示，同樣的症狀可能有許多不同的配方，這就是為什麼必須回答一系列的問題，以確定哪種具體的配方最適合你的情況。這種方法需要大量的培訓，而且只有順勢療法醫師或專家才能使用。

順勢療法和草藥療法

　　許多人對於順勢療法和草藥療法之間的差異感到困惑，因為這兩種系統都使用草藥作為藥物。草藥是使用藥草作為天然藥物或營養品，順勢療法則是使用它們來調節免疫系統，輕輕觸發身體的自我調節機制以療癒的方式作出反應。中醫師可能會使用古老的配方製作草藥茶或泥，但就像廚師一樣，也可能調配個人化的配方。此外，中醫師經常憑藉直覺和經驗結合大量的草本植物以增加預期的效果。順勢療法則比較科學，其配方已進行過測試，並且處方是根據具體的法則和程序。

　　有些草藥本身具有毒性，特別是大量攝取時，因此中醫師不可使用這些草藥。雖然許多順勢療法是由具有毒性的草藥或植物製成，但勢能配方只含有極微量的原始物質，並沒有毒性。當然，採取任何療法都要謹慎，雖然順勢療法的治療可能無害，因為其低勢能，但相對其在治療疾病方面也可能是無效的，這也是為何要與訓練有素的順勢療法醫師配合非常重要的原因，這樣或許可以針對特定診斷找到周全和已經證實有效的組合配方。

順勢療法和眼睛

　　專業的眼科保健人員意識到，眼睛反應出營養素的影響和環境因素，如同身體的每一個部分一樣。每一種眼睛症狀有很多可能的治療方法，然而，特別針對多數人各種折磨人的眼科疾病，順勢療法的配方並不是很多。在此要強調，這裡的大多數建議可能被視為一般性，也就是造成眼睛疾病的一些潛在症狀。這些配方可能不是針對特定的眼睛疾病，或甚至主要症狀，而是針對個

人的整體狀況。正確的配方可能對防禦機制或生命力瞬間產生效果，如火花一般，且一次劑量的效果可能持續長達一個月。

順勢療法有小顆粒、錠劑糖球、口服液體或局部滴眼劑的形式。口服液體型式是一種以酒精為基底的提取物，因此不可直接用於眼睛。液體形式通常是用眼滴管將液體滴在舌下，通常隨瓶子會附上滴管，這種液體形式也可用於製作乳霜、軟膏或凝膠，也就是將之與乳膏、軟膏或凝膠的基質混合，而乳霜、軟膏和藥膏幾乎不會使用在眼睛組織上。錠劑和小顆粒糖球則是以乳糖為基質做成的，通常是放在舌下不咀嚼，讓其自然溶解，這種非常適合兒童。不過糖球不可用手觸摸，因為這會降低它們的效能。對於嬰兒，你可以將顆粒或錠劑放入水中溶解，然後用滴管滴入孩子的口中。由於口服液體含有酒精，因此只能給予兒童小劑量。

服用順勢療法的最佳時間是吃飯前幾分鐘或吃飯後三十分鐘，順勢療法需要個人的觀察以確定治療的時間長度。如果一週內慢性疾病沒有任何變化，那就需要換另一種配方，如果留意到症狀改變，那就繼續使用，直到所有症狀消失。留意症狀非常重要，因為配方會隨著症狀改變而改變。例如，喉嚨痛可能會變成頭痛，之後又可能會變成打噴嚏或咳嗽，而這又有可能導致流鼻涕。這些每一種症狀都有個別針對該症狀的單獨配方，你可以參考之前專門與眼睛相關的配方表。

如上所述，順勢療法的治療方法非常獨特，與傳統西醫不同；順勢療法治療一系列症狀的方法也很獨特，不一定要給它們一個症候群的名稱。你可能會根據本書列出的症狀和給予的配方來治療你的症狀，然而，一位順勢療法醫生可能會根據進一步的

詢問，看到另一面完整的症狀，進而指出需要採取不同的配方。順勢療法醫師會將患者的身體特徵和情緒狀態納入考量，因此在進行任何治療之前，最好先諮詢訓練有素的順勢療法醫師。

 ## 藥物與營養素的交互作用

　　填寫病史表格時，許多患者似乎會忘記他們的維生素或礦物質補充劑，當被問及他們可能服用的藥物時，大多數人不會提及維生素或礦物質補充劑，他們可能認為這些訊息無關緊要，或者他們可能刻意對醫師隱瞞。這似乎很矛盾，但大多數人不會將營養補充品納入健康狀況的考量。

　　隨便服用營養補充品或不告訴醫生可能是一個很大的錯誤，目前已知有一些藥物會與礦物質或維生素產生負面的交互作用。過去十年，維生素和礦物質補充品的普及率急劇增加，因為嬰兒潮一代力求保持健康。美國人口中有一半以上服用維生素，因此與常見藥物產生交互作用的可能性很高。

　　不幸的是，研究人員並未投注大量的時間和精力研究營養素與藥物的交互作用，部分原因是這些研究的實際好處不會立即顯現。FDA 沒有要求製藥公司投入時間或資源來發掘其中的負面交互作用。以下圖表為相關藥物如何影響營養狀態，以及營養補充劑如何影響藥物效益的概括資訊。這個部分的資訊還在不斷發展，在未來幾年內或許會有更多的訊息可供參考。記住，看診時

要告訴你的醫生關於你的營養補充品攝取量。

藥物和營養素交互作用指南		
藥物	營養素	交互作用
A 酸 （**Accutane**）	維生素 A	因為 A 酸與維生素 A 有關，因此當這兩種化合物一起使用時會促使毒性增加。
抗酸劑 （**Antacids**）	磷酸鈣 維生素 B_1 （硫胺素）	抗酸劑中的鋁和鎂會與磷酸鹽形成複合物，從而消耗體內的鈣；鋁基抗酸劑可能會使硫胺素失去活性；不要在三餐時服用。
關節炎藥物 （**Analgesics** 止痛藥）	鐵 維生素 B_9（葉酸） 維生素 C	阿斯匹靈可能會抑制維生素 C 的吸收；依賴高劑量阿斯匹靈的人其體內葉酸值較低；當服用阿斯匹靈時，胃經常會流失少量的血液，久而久之，這可能會耗損體內的鐵質。
避孕藥	維生素 B_6 維生素 B_9（葉酸） 維生素 C 維生素 E	使用綜合口服避孕藥的婦女可能需要更多的維生素 B 群和維生素 E、維生素 C，而且血液中的雌激素值也可能增加。

藥物和營養素交互作用指南		
藥物	**營養素**	**交互作用**
血壓藥物	鉀	普遍的血壓藥物含鉀量都很高,這倒還好,除非個人還有透過鉀補充劑或鉀基鹽等替代品獲得額外的鉀。
血液稀釋劑	魚油 維生素 C 維生素 E 維生素 K	魚油具有稀釋血液的作用,但研究表明,適量的血液稀釋劑使用上仍是安全的;然而,非常大量的維生素 C(5 公克或更多)可能會干擾血液稀釋劑的效用;維生素 E 和血液稀釋劑的組合會使血液稀釋過多,導致瘀傷或出血;維生素 K 則會使血液稀釋劑的效果變差。
廣效抗生素	維生素 K	廣效抗生素會破壞腸道生產維生素 K 的細菌,進而導致異常出血。

藥物和營養素交互作用指南		
藥物	營養素	交互作用
膽固醇藥物 他汀類藥物 （Statins）	維生素 A 維生素 B_9（葉酸） 維生素 B_{12} 維生素 D 維生素 E 維生素 K	這種藥物會干擾脂肪和脂溶性維生素的吸收。一些研究指出，維生素 D 和鐵吸收也可能受到不利影響。由於它們對維生素 K 的影響，這些藥物可能會導致與血液稀釋劑組合相關的併發症。建議先進行血液檢測。並且將所有維生素的服用時間與這類藥物分開使用。
皮質類固醇	鈣 鉀 維生素 D_3 維生素 B_6 維生素 B_9（葉酸） 維生素 B_{12}	皮質類固醇（可體松）藥物會消耗體內維生素 D_3、維生素 B_6、維生素 B_{12}、葉酸和鉀的含量；它們也可能干擾鈣的吸收和代謝，長期使用可能會導致骨質流失。
利尿劑	鈣 鎂 鉀	利尿劑可能導致體內重要的礦物質流失，定期血液檢查對於瞭解是否需要補充是重要的關鍵。

藥物和營養素交互作用指南		
藥物	**營養素**	**交互作用**
癲癇藥物	鈣 維生素 B_6 維生素 B_9（葉酸） 維生素 D	葉酸和維生素 B_6 補充劑會降低血液中這種抗癲癇的藥物值，這可能導致癲癇發作；如果需要使用補充品則要嚴密監控。巴比妥類（Barbiturates）如苯巴比妥（phenobarbital）會干擾維生素 D 的代謝，進而導致鈣流失。
Fluoroquinolone 類抗生素藥品	鈣 鐵 鋅	如果這些礦物質與這類抗生素同時服用，那麼抗生素可能無法達到預期的效果。
激素替代療法	維生素 B_6 維生素 B_9（葉酸） 維生素 E	使用雌激素替代療法的婦女可能需要更多這些維生素；維生素 B_6 不足可能導致抑鬱症。
非類固醇止痛抗發炎藥物（Indomethacin）	鐵	消炎藥物會刺激胃內襯，甚至比阿斯匹靈更刺激；持續流失少量血液可能導致體內缺鐵。

藥物和營養素交互作用指南		
藥物	營養素	交互作用
輕瀉劑	維生素 A 維生素 D 維生素 E 維生素 K	經常使用礦物油瀉藥會干擾脂溶性維生素的吸收；缺乏維生素 D 會影響鈣和磷酸鹽的平衡，並且可能導致骨質流失。
左旋多巴 （Levodopa）	維生素 B_6	維生素 B_6 會降低這種抗帕金森氏症藥物的效果，因此應避免補充。
葉酸拮抗劑／ 滅殺除癌錠 （Methotrexate）	β-胡蘿蔔素 維生素 B_9（葉酸） 維生素 B_{12}	葉酸拮抗劑會影響腸壁，降低這些營養素的吸收率。
青黴素	鐵 銅 鎂 維生素 B_6 鋅	青黴素如果同時與鐵或鎂服用，吸收的效果則不佳；此外，它也可能耗盡體內的銅或鋅，造成味覺喪失。
好胃明 （Tagamet） 善胃得錠 （Zantac）	維生素 C 維生素 E	有理論主張胃酸降低可能促使致癌細菌在胃中存活，增加胃癌的風險；這些營養物質可以保護胃。

藥物和營養素交互作用指南		
藥物	營養素	交互作用
四環黴素 （Tetracycline）	鈣 鐵 鎂 維生素 B_2（核黃素） 維生素 C 鋅	這些物質會與四環黴素結合，使抗生素的吸收力受到影響。使用四環黴素後的兩小時內應避免制酸劑和補充品，長期使用四環黴素可能會耗盡這些營養素。
甲狀腺激素	鈣 鐵	甲狀腺替代激素如果與鐵補充劑同時服用則會降低甲狀腺激素的有效性；鈣也可能干擾左旋甲狀腺素的吸收；服用這些藥丸時至少要間隔四個小時。
鎮靜劑	維生素 B_2（核黃素） 維生素 B_{12} 維生素 C	鎮靜劑可能會耗盡體內的核黃素和維生素 B_{12}；高劑量的維生素 C 可能會降低血清中這種藥物含量。
潰瘍藥物	維生素 B_{12}	這些酸抑制藥物會減少維生素 B_{12} 的吸收，並且在化學結構上與蛋白質結合；這些影響取決於劑量，而且在停止使用後似乎會消失。

藥物和營養素交互作用指南		
藥物	營養素	交互作用
抗尿道感染藥物	維生素 B$_9$（葉酸）	治療尿道感染的藥物會干擾葉酸代謝，不過，葉酸缺乏的情況很少見，因為這些處方藥物通常不會持續使用兩週以上。如果長時間使用則可能需要加以補充。

　　在即將使用藥物治療健康問題之前，一定要告訴你的保健醫生你正在服用的任何補品。

 # 營養素之間的交互作用

　　當人們想到製藥時，他們普遍認為每種藥物都是針對特定的狀況發揮作用，藥物之間可能產生交互作用，但每種藥物都有其專屬的用途，而且許多其他的藥物通常是用於中和藥效的副作用。當考慮一種營養補充品或特定食物時，其中涉及許多種維生素和礦物質，這些營養素通常會彼此產生交互作用。通常，我們吃下的食物並不是只含一種營養物質，所有類型的食物都包含各種複雜的維生素、礦物質和其他物質，因而使其成為身體有效的燃料。

　　以下部分為一些營養素之間的交互作用指南，讓你知道哪些營養物質會相互影響。有些交互作用為正面，有些則是負面，所以一定要仔細閱讀每一種。

各種營養素的交互作用		
營養素	營養素	交互作用
維生素 A	維生素 C	保護維生素 A 免於氧化
	維生素 E	
	鋅	維生素 A 代謝和轉化成活性形式必需的營養素
	鈣	過量維生素 A 可能影響鈣的吸收
維生素 B$_3$（菸鹼酸）	膽鹼	可能會降低膽鹼值
維生素 B$_9$（葉酸）	鋅	抑制維生素 B$_9$ 的吸收
	維生素 C	促進組織儲存維生素 B$_9$
	維生素 B$_{12}$	過多的葉酸可能導致維生素 B$_{12}$ 不足
維生素 C	硒	促進維生素 C 的生物利用率
維生素 E	維生素 C	恢復氧化維生素 E
	硒	強化抗氧化能力

各種營養素的交互作用		
營養素	營養素	交互作用
鈣	維生素 D	促進鈣的生物利用率
	鎂	將維生素 D 轉化為活性形式，支持鈣的吸收力
	鋅	過量會降低鈣的吸收
鉻	鐵	降低鉻的吸收
銅	鋅	過量會降低銅的吸收
鐵	鈣	降低鐵的吸收
	鋅	
	維生素 A	增加鐵的吸收
	維生素 C	增加鐵的吸收
鎂	維生素 B$_6$	促進鎂的吸收和儲存
	鈣	增強鎂的吸收
	維生素 D	將維生素 D 轉化為活性形式，支持鈣的吸收力
錳	鈣	干擾錳的吸收力
	鐵	
鉬	銅	過量銅會降低鉬的吸收力

各種營養素的交互作用		
營養素	營養素	交互作用
鋅	維生素 B$_9$（葉酸）	抑制鋅的吸收力
	鈣	減少鋅在腸道內的吸收力
	銅	
	鐵	
	維生素 B$_2$（核黃素）	增加鋅的生物利用率

　　由於考量到營養素的交互作用，因此來自信譽良好的全方位多種維生素配方可能是那些追求直接、簡便膳食補充品的人群最佳的選擇。

營養素耗盡

　　由於藥物之間可能產生交互作用，因此醫護人員必須留意藥物的組合，而且六十歲以上的美國人平均至少服用八種以上的藥物，這是一個非常實際的問題。然而，部分醫生並未設想到藥物可能影響體內營養素的含量，某些藥物會抑制維生素、礦物質或其他重要物質的吸收。當特定營養素隨著時間流逝而耗盡時，可能會導致各種疾病產生。由於營養素在眼睛保健方面具有重要的作用，所以更要留意這些可能發生的影響。以下是各種藥物使用會促使特定營養素耗盡的列表，以及這些組合可能的產生的副作用。

營養消耗指南		
藥物	營養素耗盡	可能性
血管張力素轉化酶抑制劑 （ACE inhibitors）	鋅	失去性慾、感染、前列腺問題、失去味覺或嗅覺、脫髮、傷口癒合緩慢、頻繁感染、癌症風險增加
酸阻滯 （Acid Blockers）	幾乎所有營養素	心臟病、高同半胱胺酸、疲勞、念珠菌、癌症、腸躁症、視力不良、高血壓
支氣管擴張劑 （Albuterol）	鉀	心跳不規則或快速、骨質流失、混亂、肌肉無力、口渴、腿抽筋
抗生素	維生素 B 群	心臟病、高同半胱胺酸、疲累、念珠菌、腸躁症、癌症風險增加
抗精神病藥物 （Antipsychotics） 主要鎮靜劑	輔酶 Q_{10} 維生素 B_2（核黃素） 維生素 B_{12}	心臟病、高同半胱胺酸、疲累、頭痛、失眠、神經痛、肌肉疼痛、麻木、混亂、記憶力減退、念珠菌

營養消耗指南		
藥物	**營養素耗盡**	**可能性**
阿斯匹靈	維生素 B_5 維生素 B_9（葉酸） 維生素 C 鈣 鐵	疲累、抑鬱、骨質疏鬆、指甲脆弱、掉髮、浮腫、高膽固醇、高同半胱胺酸、心臟病、高血壓
β 受體阻滯劑	輔酶 Q_{10}	心臟病、心跳不規則、記憶力減退、肌肉抽筋、失眠、干擾睡眠、癌症風險增加
血壓藥物	輔酶 Q_{10}	疲勞、虛弱、肌肉和腿部抽筋、記憶力減退、癌症風險增加、感染風險增加、肝臟受損傷、心臟病發作風險增加
鈣離子阻斷劑	輔酶 Q_{10} 鉀	心跳不規則或快速、骨質流失，混亂、肌肉無力、口渴、腿部抽筋

營養消耗指南		
藥物	營養素耗盡	可能性
心臟用藥 （Digoxin）	鈣 鎂 磷 維生素 B_1	記憶力衰退、肌肉無力、腳踝腫脹、抑鬱、煩躁、哮喘、蛀牙，心律不整
輕瀉劑 （Dulcolax）	鉀	心跳不規則或快速、骨質流失，混亂、肌肉無力、口渴、腿部抽筋
降血脂藥 （Fibrates）	維生素 B_{12} 鋅	心臟病、高同半胱胺酸、疲累、念珠菌、癌症風險增加、腸躁症、感染、掉髮、肌肉疼痛、衰弱、抽筋、失眠、視力不良
降血糖藥 （Glyburide）	輔酶 Q_{10}	疲累、衰弱、肌肉抽筋、記憶力喪失、癌症風險增加、感染、肝臟受損、心臟病
人類免疫缺陷病毒藥物	銅 鐵 鋅	疲累、貧血、肝臟受損、心臟病、血糖問題、失去嗅覺或味覺

營養消耗指南		
藥物	營養素耗盡	可能性
非類固醇抗發炎劑（**Indomethacin**）	鐵 維生素 B_9（葉酸）	心臟病、高同半胱胺酸、貧血、皮膚炎、衰弱、子宮頸非典型增生、抑鬱、疲累
單胺氧化酶抑制劑（**MAO inhibitors**）	維生素 B6	心臟病、神經痛、抑鬱、口腔酸痛、疲累、經前症候群、失眠、皮膚炎
降血糖藥（**Metformin**）	輔酶 Q_{10} 維生素 B_9（葉酸） 維生素 B_{12}	心臟病、高同半胱胺酸、感染、疲勞、貧血、心跳不規則、記憶力衰退、癌症風險增加、肌肉抽筋
葉酸拮抗劑／抗癌藥物（**Metfhotrexate**）	維生素 B_9（葉酸）	子宮頸非典型增生、癌症風險增加、疲累、抑鬱、心臟疾病、神經痛
礦物油	β-胡蘿蔔素 鈣 鎂 維生素 A 維生素 D 維生素 E 維生素 K	心臟病、高同半胱胺酸、疲累、念珠菌、癌症、腸躁症、癌症風險增加、視力不良、高血壓

營養消耗指南		
藥物	營養素耗盡	可能性
非類固醇抗發炎藥（NSAIDs）	維生素 B₉（葉酸）	心臟病、高同半胱胺酸、子宮頸非典型增生、癌症風險增加、不孕風險增加、抑鬱
口服避孕藥	維生素 B 群 鎂 硒 鋅	心臟病、疲累、念珠菌、中風和癌症風險增加、腸躁症、抑鬱、失眠、免疫力低下、記憶力衰退、易怒、神經痛、疲累、甲狀腺低下、適應力差
抗癲癇藥物（Phenytoin）	維生素 B 群（尤其是維生素 B₉） 鈣 維生素 D 維生素 C	貧血、疲累、記憶力衰退、抑鬱、高同半胱胺酸、心臟問題、子宮頸非典型增生、癌症風險增加
癲癇藥物（Primidone）	維生素 B₉（葉酸）	貧血、高同半胱胺酸、心臟疾病、掉髮、指甲脆弱、抑鬱、皮膚問題、皮膚發炎

營養消耗指南		
藥物	**營養素耗盡**	**可能性**
他汀類藥物 （**Statins**）	輔酶 Q_{10}	疲累、衰弱、肌肉抽筋、記憶力衰退、呼吸急促、癌症風險增加、感染風險增加、肝臟受損、心臟疾病
類固醇藥物 （**Prednisone**）	鈣 鉀、大多礦物質 維生素 B_9（葉酸） 維生素 C 維生素 D	感染、骨質疏鬆症、聽力喪失、心臟疾病、疲累、糖尿病、傷口癒合緩慢、抑鬱、易怒、衰弱、不孕、貧血、失去性慾
甲狀腺藥物	鐵	貧血、衰弱、指甲脆弱、易怒、疲累

請務必與你的醫生討論營養素或任何其他關鍵化合物可能因服用處方藥物而從身體流失的可能性。

 ## 營養補充品的需求

在你追求眼睛保健和身體健康的過程中，你需要的是營養補充品還是改變飲食習慣？雖然大多數人自認為他們可以從食物中

獲得適當的營養，但在如今忙碌、快節奏的世界中，要落實飲食均衡並不容易。例如一般超市中充斥著加工、毫無營養價值以及含有人體無法辨識之人工成分的垃圾食品；使人難以真正獲得日常所需的營養素。沒錯，你可能需要補充膳食營養補充品，即使是美國醫學協會，現在也建議大多數人要補充全方位的多種維生素補充品，尤其是五十歲以上的族群。

採用全方位的補充品、吃真正的食物（意味著幾乎沒有包裝加工過的食物），並且多運動是確保短期和長期健康最好的投資。在過度耕作的土壤中種植食物、加工、儲存和烹煮過頭，只是讓大量營養素從食物中流失的幾種方法。在現實中，實際的需求已經超過食物可以提供我們最佳的飲食和健康所需的營養能力。高品質的綜合維生素補充品應是每個營養計畫的基礎，雖然所有研究已經證實補充品在預防疾病和促進身體健康方面的功效，但太多醫師仍然沒有嚴正以對，因為他們太忙，沒有時間閱讀營養和生物化學雜誌上發表的微量營養素研究報告。大量已經發表的科學證據指出，全方面的綜合維生素補充劑是很好的保障，並且可以明顯改善膳食攝取不足的人的健康，而這正是美國大多數人所面臨的問題。例如，國家健康和營養考試調查（NHANES）評估美國成年人和兒童的健康和營養狀況，收集有關的食物、營養和補充品攝取量，以及其他飲食行為的相關詳細訊息中，根據這項調查，有超過 22％的受訪者表示每天吃水果和蔬菜的次數超過五次，但再進一步審查統計數據顯示，這一個比例實際上比較接近 10％。

每日建議攝取量與最佳健康狀態

　　美國國家科學院的食品和營養委員會，將每日建議攝取量或每日價值制定在預防諸如壞血病和佝僂症等疾病的最低攝取量。隨著人口的老化，保持健康的生活方式變成一種趨勢，以減緩老化的影響。不幸的是，低效能的綜合多種維生素和廉價的配方無法提供適當的水平或維生素和礦物質的適當平衡。

　　人體中的每一個細胞都會從食物或補充品中獲取營養物質，這些營養素會透過血液運送到它們身上。圍繞在每個細胞的半透性細胞膜僅允許特定數量的微量營養素穿過其屏障，而礦物質也會受到細胞膜中的信號傳導因子所控制。每種營養素都必須透過脂蛋白轉運到其可發揮作用的部位，任何單一營養物質在長期攝取過量下都可能導致身體其他營養物質的缺乏。如果體內存有過量的水溶性營養素，身體就會透過尿液或汗液排出。然而，脂溶性維生素更難排出。毫無疑問，身體的細胞需要足夠的營養，並且在適當的平衡下處理代謝。

 如何選擇補充品

　　當考慮補充品時，重要的是要知道它的吸收力如何。蔬菜膠囊式的粉末補充品在消化過程中比壓縮片更容易分解。一般來說，吸收率與原料的品質和成本有關。通常，一天一顆的廉價產

品比高質量粉末製劑的吸收率低。綜合維生素至少每天要服用兩次，任何一天一顆式的錠劑都難以讓營養物質適當平衡地吸收。人體需要水溶性微量營養素，但任何多餘的數量通常會在數小時內排出。因此，這些必需的微量營養素每天應補充至少兩次。相反，脂溶性維生素被儲存在肝臟中，並根據代謝功能緩慢釋放所需的量。

你要尋找均衡全方位的營養補充品，其中包括至關重要的維生素 B 群。此外，它們也要包含所有的礦物質，以及微量礦物質。礦物質對某些發送訊息的中樞神經系統、甲狀腺和腎上腺的生物化學物質的生產至關重要。這些信息涉及激素的生成，以及有效地燃燒卡路里。

適合眼睛的補充品以植物為基礎的抗氧化劑。抗氧化劑有助於消除造成大量慢性退化性疾病，包括眼睛疾病的自由基，然而，要留意的是，與黃斑健康相關的抗氧化劑葉黃素很少涵蓋在補充品配方中，如果其包含在內，通常也只是以銷售為目的，其含量遠遠少於大多數微量營養素研究中所使用的劑量。

雖然補充品可以促進身體生長和修復，但它們不能與雙層起士漢堡和奶昔相比，良好的飲食與適量蔬果才是健康生活的起點。

總結

　　當與醫生討論營養素和營養補充品時，你應該對自己在營養方面的知識感到自信。雖然你可能認為自己在健康方面的許多領域受過良好教育，但在營養方面，大多數人都缺乏正確的知識，真正的挑戰是找到不具有誤導性或有商業利益專門贊助的可靠營養訊息。

　　在學習營養科學時，重要的是留意營養研究如何進行，以及與藥物研究的黃金標準隨機臨床試驗（RCT）的方法有何不同。所有的科學家都認同 RCT，因為它們是藥物測試中研究難解之處的重要部分，但你也不可忽視其他形式的研究。病例對照和世代研究、整合分析和其他流行病學資料，通常會顯示進一步的研究應該著重的方向，並且隨著發展，可能證實或反駁提出的假設。事實上，基於幾種原因，隨機對照試驗並不太適合營養效果的評估。第一、慢性疾病通常有很長的潛伏期和多種因素，難以確定疾病發展的時間，在不確定疾病開始的時間，我們很難知道某些治療方案是否有效。

　　與藥物不同的是，營養物質對多種身體組織會產生有益的作用，並且會與補充劑和飲食的其他營養物質產生機能上的交互作用。然而，大多數 RCT 只能在幾年內以單次劑量測試一種或兩種化合物，但在這麼短的時間內，針對慢性退化性疾病則很難產生明顯的效益，因為這可能需要數十年的時間才可能產生重大的影響。

所有的食物都含有各種營養成分以發揮協同作用，例如，我們吃菠菜並不是只因為它含有葉黃素，營養物質在每個身體系統中幾乎都可發揮效益，但藥物只能針對單一目標發揮潛在的作用。

　　仔細檢閱微量營養素的研究和現有的證據極為重要，包括觀察性研究，因為它可以讓我們更確實瞭解補充品的益處。觀察性研究通常更能代表典型的族群，這些研究與現實世界如何使用食物和補充品有更密切的關係。此外，觀察性研究是唯一出於乎倫理原因，不可在研究設計中消除必需營養素，因為這可能會對受試者造成傷害。在觀察性研究中沒有「無接觸」組，也就是在研究中，研究人員不可要求受試者長期不要服用某種特定營養素，例如，你不能要求一組受試者不要服用維生素 C 長達好幾年，只為了得知這種生活形態劇烈改變可能造成的結果。

　　在視力保健康方面，你應該觀察專精眼睛需求營養補充品公司的產品，產品應具有目前有效的科學依據供任何人員查閱，以及在網站上將科學新知擺在價格和營銷之上。此外，這些公司應是符合當前優良生產規範（cGMP）認證的協力廠商。有些當局建議，只購買來自大型廠商的營養素，但考量到這些大公司在最新科學研究出現後，有時不太可能改變它們的配方。當一家公司有數千美元套牢在現成的產品時，要將該產品移除並且出更新版本的成本是非常的昂貴，而較小的公司在這方面則有更多的機動性。

　　小心零售商品牌的營養補充品，許多時候，賣方在質量或成分上幾乎沒有或很少提供說明。另外，在大型量販商店購買補充品時也要小心謹慎，有時這些藥物可能已裝瓶好幾個月或甚至一年或以上更長的時間，如果銷售速度緩慢，其中有些成分可能會

在長時間下酸敗。

　　眼睛保健的營養維護補充品正迅速增長，且新興科學不斷發現愈來愈多關於患者應採取營養補充品的原因，你可以將本書的訊息結合你的主要眼科醫生的適當建議，這有助於你在往後的歲月保持良好的視力。然而，光服用一些維生素是無法克服不良飲食習慣的有害影響，你需要改變整體的生活形態，以確保健康的眼睛和健康的人生。

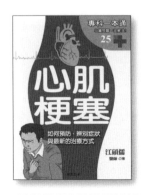

心肌梗塞

江碩儒◎著　定價：250元

最沉默隱形的殺手！恐引發心律不整、休克、瓣膜斷裂……！

隨著科學與醫療的一日千里，現今大多數的感染類疾病都可順利痊癒，反而是體內器官系統的老化才是頭號大敵！列居十大死因第二名的心血管疾病更是隱形的殺手。其中最需要注意的便是心肌梗塞，因為它來得快、來得急，來得讓人措手不及！

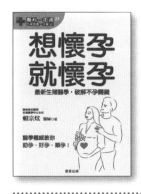

一次搞懂痛風

姜周禮◎著　定價：300元

**痛風與高尿酸在30歲以上男性最常見，
全國痛風患者推算有40萬人左右。**

偏好肉類、重口味、高脂肪、高熱量食物的人，請特別注意。本書將為你介紹：痛風的成因與症狀、檢查到治療的流程、容易致死的痛風併發症、易引發痛風的高危險群、如何預防痛風與如何和痛風相處。

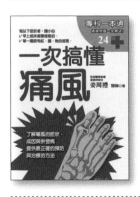

想懷孕就懷孕：最新生殖醫學，破解不孕關鍵

賴宗炫◎著　定價：290元

不孕症的原因百百種，國內生殖權威教你「好孕」連連！

請打破「不孕是女性有問題」這個觀點！造成不孕的原因可能是男性、女性，或是兩者共同的問題所致。根據統計，台灣每7對夫妻就有1對不孕。想要懷孕真的有那麼困難嗎？問題到底出在哪裡？不單針對女性，全面破解男女孕事的關鍵書籍！

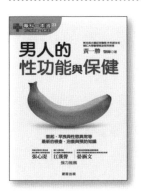

男人的性功能與保健：勃起、早洩與性慾異常等最新的檢查、治療與預防知識

黃一勝◎著　定價：290元

衷重振雄風絕對不是問題！就從現在，找回「性福」新生活！

以超淺白文字加上清楚圖解，一次搞定所有「性」問題，重回美好的性愛。本書由泌尿科權威所編寫，詳述8大性功能問題，並將各個層面做完整、有系統的介紹，疾病不再複雜！

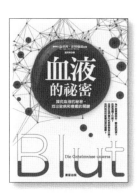

血液的祕密

烏里西・史特倫茲◎著　定價：390元

探究血液的秘密，找到致病和療癒的關鍵！

不論是保持身體的健康或是追尋疾病的根源，答案極有可能就在血液裡。因為血液含有許多種數值，而這些數值與我們的身心健康息息相關。透過血液數值的觀察和追蹤，我們便可以快速掌握身體的狀況。

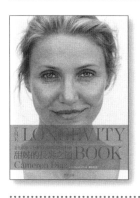

甜姊的長壽之道：
老化科學、力量生物學與時間的特權

卡麥蓉・狄亞／珊卓・巴克◎著　定價：450元

這不是一本抗老化的書，我不想你活在老化的恐懼中，身為一個女人，我想我們要談論的是老化的方式。

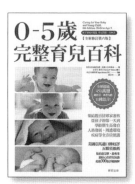

0－5歲完整育兒百科

美國小兒科學會◎著　定價：899元

全球超過450萬好評銷售，陪你一同照護嬰幼兒！

孩子是父母最寶貴的禮物，和寶寶相處是一段美好的時光。對他而言，每天都有新驚喜、新成就；對你而言則是一份特別的體驗。0－5歲是孩子身體發展的快速成長期，同時也是奠定孩子性格的重要關鍵期。

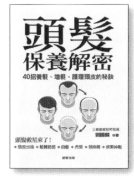

頭髮保養解密：
全方位養髮、增髮、護理頭皮的秘訣

劉國麟◎著　定價：260元

專科醫師教你生髮、增髮、護髮，從生活與飲食開始改變，養好頭皮、頭髮，一次解決掉髮、禿頭、頭皮屑、分叉等各種問題。掉髮、禿頭不再是絕症！30天就讓你擁有豐厚黑髮！

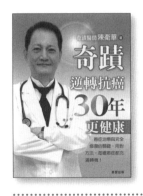

奇蹟逆轉，抗癌30年更健康：
癌症治療與完全修復的關鍵

陳衛華◎著　定價：300元

3次罹癌後更健康的奇蹟醫師陳衛華將告訴你，癌症治療與完全修復的關鍵！

用對方法，每種癌症都充滿轉機！從爭取治療時間、轉換信念、到體力強化，最後回歸飲食、運動與身心靈調養。63歲的他，不但抗癌成功，更是精神奕奕。

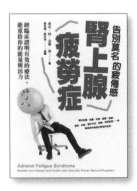

告別莫名的疲倦感：腎上腺疲勞症

麥可・林、朵琳・林◎合著　黃丞隆、郭珍琪◎合譯　定價：590元

經臨床證明有效的療法，能重拾你的能量與活力。

睡很飽，還是沒精神？壓力大、常過敏、沒性趣？或是這裡怪那裡痛，但就是檢查不出原因……那麼，你可能有「腎上腺疲勞症候群」！現代人因人際關係緊張、不良的飲食生活、長期處於生活壓力之下，使腎上腺疲乏，引發各種連醫生都很難醫治的疑難雜症。

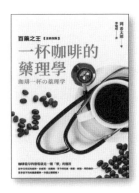

百藥之王：一杯咖啡的藥理學【全新改版】

岡　希太郎◎著　李毓昭◎譯　定價：200元

從最早咖啡被發現起，就是作為一種「藥」的運用。

咖啡所含的綠原酸、葫蘆巴鹼、咖啡因、尼古丁酸和維生素B3等各種成分，已有相當多的文獻證實能夠預防各種疾病，如：肝癌、第二類型糖尿病、高血壓、老人癡呆、帕金森氏症……美好的生活不應只是培養獨特的品味，更應兼具身體的健康保健！

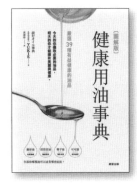

圖解版健康用油事典：
從椰子油到蘇籽油，找到並選擇適合自己的油品

YUKIE◎著　高淑珍◎譯　定價：380元

衷心期盼這本書能為你締造與「命運之油」邂逅的良機。

「油」是人體不可或缺的物質。我們的身心能否健康美麗，一切都深受「油」的影響。它不僅是構成身體細胞所需的重要成分，提供身體代謝能量，與我們的心臟、血管、神經、荷爾蒙或皮膚、毛髮等，都有密切的關係。

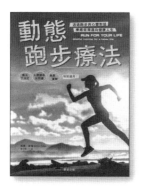

動態跑步療法：
透過跑步與心靈對話，療癒低潮邁向健康人生

威廉・普倫◎著　劉又菘◎譯　定價：350元

這不是一本指導你如何跑步才正確的書，
而是藉由動態跑步療法，「告別絕望與壓力的一帖藥方」。

動態跑步療法（DRT）將進一步釋放運動所帶來的療癒力，解決焦慮、憂鬱、選擇困難等低潮情緒，協助我們克服生活的煎熬與困境，並調整生理及心理的狀況。

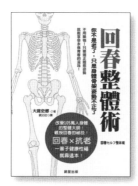

回春整體術：
你不是老了，只是身體骨架姿勢不正了

大庭史榔◎著　劉又菘◎譯　定價：290元

不用藥物！只要矯正體態姿勢，就能享受永保青春的滋味！

從脊椎、腰椎等整體醫學概念的角度，看待性愛的各種問題與現象，可說是市面上相當少見的回春保健書籍。圖解步驟清楚易懂，讀者也可透過本書瞭解自己在性事或老化上的狀況。

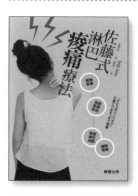

佐藤式淋巴痠痛療法

佐藤青兒◎著　郭寶雯◎譯　定價：250元

消除身體痠痛的關鍵在於「淋巴」。

本書有別於其他同類書籍，不強調按摩、伸展等由外施加壓力的方法，而是用對身體最不造成負擔的方式來解決肩頸痠痛，甚至是其他的身體問題。書中所提供的方法簡單、圖解清楚，讓讀者可快速直接地掌握肩頸痠痛的原因且解決問題。

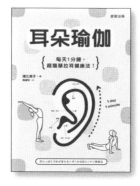

耳朵瑜伽：每天1分鐘，超簡單拉耳健康法！

薄久美子◎著　高淑珍◎譯　定價：250元

手指按揉耳朵＋身體合理姿勢＝耳朵瑜伽

本書以圖解方式介紹耳朵與身體的各種穴道知識，內容多元，圖解大而清晰，讀者可透過圖示步驟掌握動作要領，輕鬆自我練習。能確實改善身體小毛病，針對不同症狀揉捏按壓耳朵，輕鬆就可揮別如肩膀僵硬、虛冷、眼睛疲勞、壓力等煩惱。

國家圖書館出版品預行編目資料

眼睛保健聖經：全方位介紹眼睛疾病與營養治療的指南 / 傑弗瑞‧安歇爾（Jeffrey Anshel）◎著；郭珍琪◎譯.——初版.——台中市：晨星，2018.01
　　面；公分.（健康百科；36）
譯自：What you must know about food and supplements for optimal vision care

ISBN 978-986-443-383-4（平裝）

1.眼科　2.視力保健

416.7　　　　　　　　　　　　　　　　106022044

健康百科 36

眼睛保健聖經
全方位介紹眼睛疾病與營養治療的指南

作者	傑弗瑞‧安歇爾（JEFFREY ANSHEL）
譯者	郭珍琪
主編	莊雅琦
執行編輯	劉容瑄
網路編輯	吳孟青
校對	鄭舜鴻
美術編排	林姿秀
封面設計	黃宏穎

創辦人	陳銘民
發行所	晨星出版有限公司
	407台中市工業區30路1號1樓
	TEL：04-23595820　FAX：04-23550581
	行政院新聞局局版台業字第2500號
法律顧問	陳思成律師
初版	西元2018年1月23日

總經銷	知己圖書股份有限公司
	106台北市大安區辛亥路一段30號9樓
	TEL：02-23672044 / 23672047　FAX：02-23635741
	407台中市西屯區工業30路1號1樓
	TEL：04-23595819　FAX：04-23595493
	E-mail：service@morningstar.com.tw
	網路書店 http://www.morningstar.com.tw
讀者專線	04-23595819#230
劃撥帳號	15060393（知己圖書股份有限公司）

印刷	上好印刷股份有限公司

定價 390 元
ISBN　978-986-443-383-4

Reprinted by special arrangement with Square One Publishers, Garden City Park, New York, U.S.A., Copyright (c) 2015 by Jeffrey Anshel.

Published by Morning Star Publishing Inc.
Printed in Taiwan.

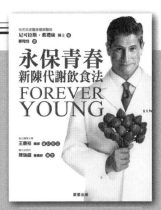
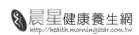
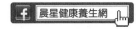

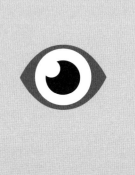